Dr. Mathias Oldhaver

Immunwunder Beta-Glucan

Der effektivste natürliche Immunmodulator

INFEKTIONSSCHUTZ – KREBSABWEHR – HAUTHEILUNG

Inhaltsverzeichnis:

Warum Beta-Glucan (noch) kaum einer kennt

„Beta-Glucan ist der weltweit stärkste bekannte Immunmodulator. Wenn man in einer Notsituation wäre und man hätte nur eine gesundheitsfördernde Substanz zur Verfügung, um sein Immunsystem zu unterstützen – dann sollte es Beta-Glucan sein!"

Professor Somsak Varakamin,

M.D., Dr. PH. Tulane University USA, Secretary General, Ministry of Public Health, Thailand

„Immunwunder Beta-Glucan – der effektivste natürliche Immunmodulator!" Dieser Buchtitel klingt zunächst reißerisch und viele Leser werden sich fragen: Wenn Beta-Glucan tatsächlich so ein effektives Mittel zur Modulation des Immunsystems ist – warum ist es dann so unbekannt? Warum haben selbst viele Ärzte noch nie etwas von Beta-Glucan gehört? Und das, obwohl die traditionelle asiatische Medizin die abwehrstärkende Wirkung von Pilzinhaltsstoffen schon seit Jahrtausenden nutzt. Die aus Pilzen und der Hefe als kleinstem Heilpilz isolierten Beta-Glucane werden in Japan und den USA schon seit vielen Jahren erfolgreich in der Krebstherapie eingesetzt. Umso erstaunlicher, dass in Europa diese faszinierende Substanz selbst bei Therapeuten noch kaum bekannt ist!

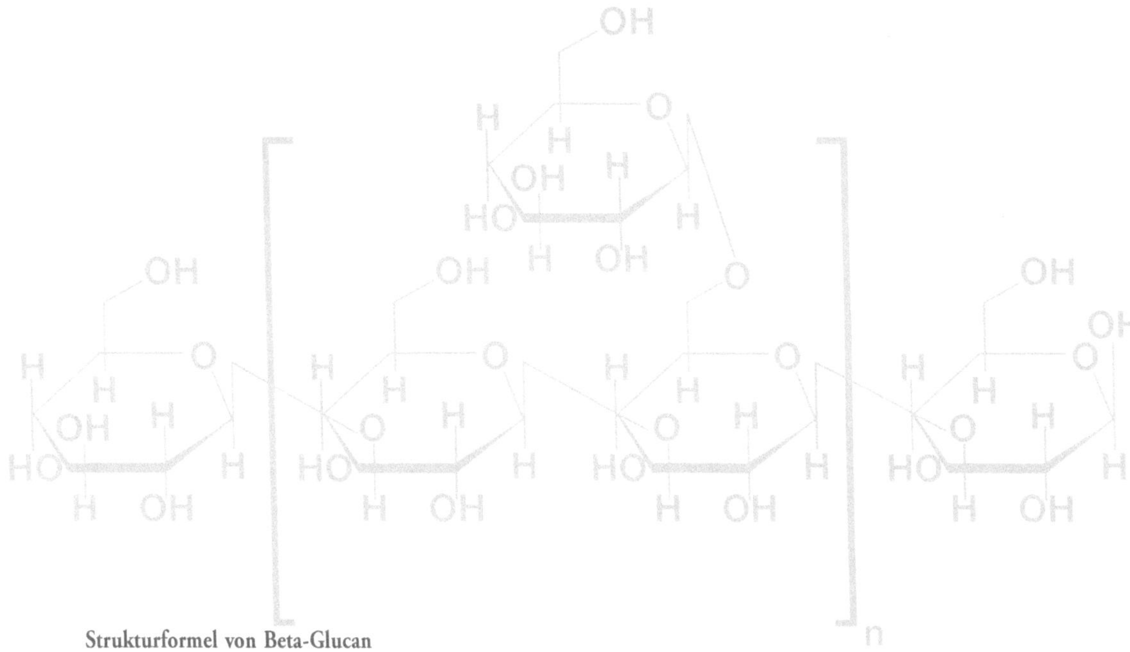

Strukturformel von Beta-Glucan

Um das zu verstehen, muss man einen Blick auf die Prozesse in der pharmazeutischen Forschung werfen. Bevor ein neuer Wirkstoff die Marktreife erlangt, muss viele Jahre daran geforscht werden. Dies verschlingt viele Millionen Euro. Am Ende schaffen es die wenigsten Wirkstoffe tatsächlich auf den Markt. Daher ist es klar, dass nur diejenigen Wirkstoffe für die Pharmaindustrie interessant sind, die sich patentieren lassen können. Denn nur dann hat sich der enorme Forschungsaufwand gelohnt und das Unternehmen kann damit Geld verdienen. Viel Geld. Zumindest bis das Patent ausläuft und andere Unternehmen denselben Wirkstoff als Generikum auf den Markt bringen können. Dies erklärt, warum Beta-Glucan so unbekannt ist: Man kann diesen Wirkstoff aus den Zellwänden von Pilzen nicht patentieren! Er ist frei verfügbar. Und je mehr Menschen ihr Immunsystem mit Beta-Glucan unterstützen, desto weniger kann die Pharmaindustrie mit anderen – patentierten – Wirkstoffen verdienen. Und es kommt noch besser: Mit der regelmäßigen Zufuhr von Beta-Glucan lässt sich das Immunsystem so trainieren und der Körper so fit machen, dass viele Erkrankungen gar keine Chance haben und man somit viele Medikamente gar nicht braucht. Kein Wunder also, dass die Gesundheitsindustrie kein großes Interesse daran hat, diese fantastische Substanz zu fördern und anzupreisen. War es anfänglich noch recht aufwändig und kostspielig, Beta-Glucan aus Pilzen bzw. Hefe zu extrahieren, so ist dies durch den technischen Fortschritt der letzten Jahre deutlich günstiger und effektiver geworden. Beta-Glucane sind heute für jeden erschwinglich.

Es gibt bis heute im größten öffentlich zugänglichen Online-Portal für medizinische Studien „Pubmed“ 15.450 Einträge zu Beta-Glucan. Und da im Gegensatz zu vielen anderen natürlichen Wirkstoffen die Beta-Glucane ihre volle biologische Aktivität auch in ihrer Reinform behalten, also auch dann, wenn sie komplett isoliert werden, sind auch reine In-vitro-Studien, also Zellexperimente, höchst aussagekräftig. Dennoch gab es bisher kein einziges deutschsprachiges Buch zu diesem weltweit effektivsten Immunmodulator. Mit diesem Buch möchte ich einen kleinen Beitrag dazu leisten, die Bekanntheit dieses kraftvollen Immunmodulators im deutschsprachigen Raum zu steigern und möglichst viele Therapeuten und Patienten dazu animieren, Gebrauch von diesem einzigartigen Naturheilmittel zu machen.

Dr. Mathias Oldhaver

PS: In diesem Buch geht es in erster Linie um die aus Pilzen bzw. der Hefe als kleinstem Heilpilz der Welt gewonnenen und für die Immunmodulation genutzten Beta-Glucane. In einem Exkurs werde ich aber auch auf die aus Hafer gewonnenen Beta-Glucane eingehen, die eine positive Wirkung auf den Cholesterin- und Blutzuckerspiegel haben. Die von mir zitierten Studien verwendeten in der Regel das für die Immunmodulation therapeutisch wirksame Beta-1,3/1,6-Glucan aus Hefe. Wenn also von „Beta-Glucan“ gesprochen wird, ist damit (außer in dem Exkurs über das Hafer-Beta-Glucan) immer das Beta-1,3/1,6-Glucan gemeint.

PS2: Die Ärzte und Therapeuten unter den Leserinnen und Lesern mögen mit bitte verzeihen, dass ich die medizinischen Zusammenhänge rund um das Immunsystem teilweise stark vereinfacht habe. Dies geschah, um auch Lesern ohne medizinische Vorbildung die Wirkweise von Beta-Glucan verständlich zu machen. Mithilfe der ausführlichen Quellenangaben am Ende des Buches können Angehörige der Heilberufe Inhalte der wissenschaftlichen Studien im Detail nachlesen.

Wozu braucht man einen Immunmodulator?

Man liest immer wieder, Nahrungsergänzungen seien Geldverschwendung. Insbesondere solche zur Stärkung des Immunsystems seien überflüssig, sie würden ohnehin nicht helfen. Wer sich gesund ernähre, sich ausreichend bewege (und auch schlafe!) und ungesunde Verhaltensweisen wie rauchen sowie negativen Stress vermeide, sollte sein Immunsystem doch in die Lage versetzen, gut zu funktionieren. Sicher sind diese Faktoren sehr wichtig und die Basis für eine gesunde Abwehr. Aber abgesehen davon, dass leider die wenigsten von uns diese gesunde Lebensweise tatsächlich umsetzen –, oder verzehren Sie zum Beispiel täglich mindestens fünf faustgroße Portionen Obst und Gemüse? – gibt es für viele Entwicklungen, die unser Immunsystem herausfordern, leider noch keine Erklärung oder gar Hilfe. So gibt es immer noch keine Heilung für Krebs, viele Autoimmunerkrankungen oder die Immunschwächekrankheit AIDS. Bei vielen bakteriellen Entzündungserkrankungen sind immer mehr wichtige Antibiotika aufgrund zunehmender Resistenzen wirkungslos. Neue Grippeviren entstehen schneller, als Impfstoffe gegen sie entwickelt werden können. Die nächste weltweite Pandemie ist Virologen zufolge nur eine Frage der Zeit. Allergien als Ergebnis eines fehlgesteuerten Immunsystems nehmen drastisch zu.

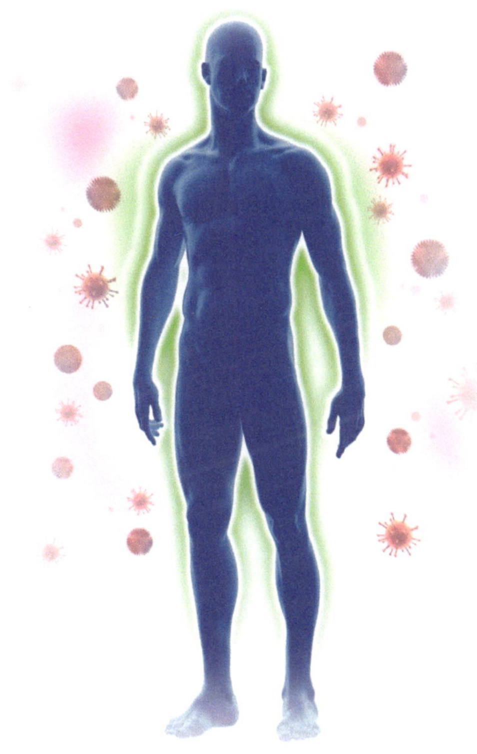

Neben diesen Herausforderungen hat der Druck auf unser Immunsystem auch durch zahlreiche weitere Entwicklungen zugenommen. So hat der zunehmende negative Stress aufgrund von Kommunikationsüberflutung und fehlender Trennung zwischen Arbeit und

Freizeit sowie der Anstieg von Giftstoffen, die sich durch immer mehr Umweltverschmutzung, Pestizide, Weichmacher, Feinstaubbelastung, Abgase, Elektrosmog und Allergene in unserer Umwelt tummeln, schon zu einer Überforderung der Immunantwort geführt. Unser Immunsystem wird durch diese Dauerbelastung immer stärker beansprucht.

Die Folge sind eine dauernde Belastung des Körpers durch subklinische Entzündungsprozesse (die sogenannte ‚silent inflammation'), also Entzündungen, die unterhalb der Wahrnehmungsschwelle ablaufen. Diese entwickeln sich dann früher oder später zu den immer häufiger auftretenden Zivilisationskrankheiten (z.B. Übergewicht, Diabetes mellitus Typ II), allergischen Erkrankungen, Nahrungsmittelunverträglichkeiten, Autoimmunerkrankungen und Krebs. Das Nationale Krebsinstitut der USA hat bereits vor einiger Zeit konstatiert, dass einer von fünf US-Bürgern in seinem Leben an Krebs erkranken wird. Vor diesem Hintergrund ist es mehr als sinnvoll, unser Immunsystem zu unterstützen und in die Lage zu versetzen, sich effektiv gegen Erreger und Schadstoffe zu verteidigen. Und wie kann dies besser geschehen als mithilfe eines natürlichen und hochwirksamen Immunmodulators wie Beta-Glucan?

Wie funktioniert unser Immunsystem?

Um zu verstehen, warum Beta-1,3/1,6-Glucane eine so positive Wirkung auf unsere Abwehr haben, muss man verstehen, wie unser Immunsystem funktioniert. Daher möchte ich zunächst ein paar grundlegende Mechanismen unserer körpereigenen Abwehr darstellen. Wegen der vielfältigen Wirkungsweisen von Beta-Glucan fällt dieser Überblick etwas ausführlicher aus. Diejenigen, denen das zu viel an Informationen ist, können die Zusammenfassung in dem folgenden Kasten lesen und dieses Kapitel überblättern. Mit der Vorstellung von Beta-Glucan geht es dann auf Seite 15 weiter.

UNSERE IMMUNABWEHR

Unsere Immunabwehr verfügt über zwei ineinandergreifende Komponenten, um sich gegen Antigene, also Mikroorganismen wie Bakterien, Viren, Pilze, Parasiten oder fremde Makromoleküle zu wehren:

1. Die unspezifische Immunabwehr

Dieser Teil des Immunsystems ist angeboren und richtet sich unspezifisch gegen alle Eindringlinge. Es besteht aus Abwehrstoffen (wie Magensäure oder Sekrete der Schleimhäute) und natürlichen Killerzellen, Phagozyten (dazu gehören die Makrophagen) und neutrophile Granulozyten. Diese werden durch bestimmte Zellen (Chemokine wie z.B. IL-8) dorthin gelockt, wo sich die Erreger befinden, um sie dann zu vernichten. Teil des unspezifischen humoralen Immunsystems ist das Komplementsystem, das dabei hilft, zelluläre Fremdkörper wie z.B. Bakterien zu eliminieren.

2. Die spezifische Immunabwehr

Dies ist der erworbene Teil der Abwehr, die speziell auf den Eindringling zugeschnitten ist. Hier werden Antigene, mit denen der Körper bereits Kontakt hatte, mithilfe von Gedächtniszellen erkannt. Bestimmte Gruppen der weißen Blutkörperchen wie z. B. die B-Zellen (auch B-Lymphozyten oder Plasmazellen genannt) produzieren daraufhin große Mengen von antigenspezifischen Antikörpern (sogenannte Immunglobuline). Diese erkennen ganz bestimmte Strukturen auf der Oberfläche der Eindringlinge und können sie dann vernichten.

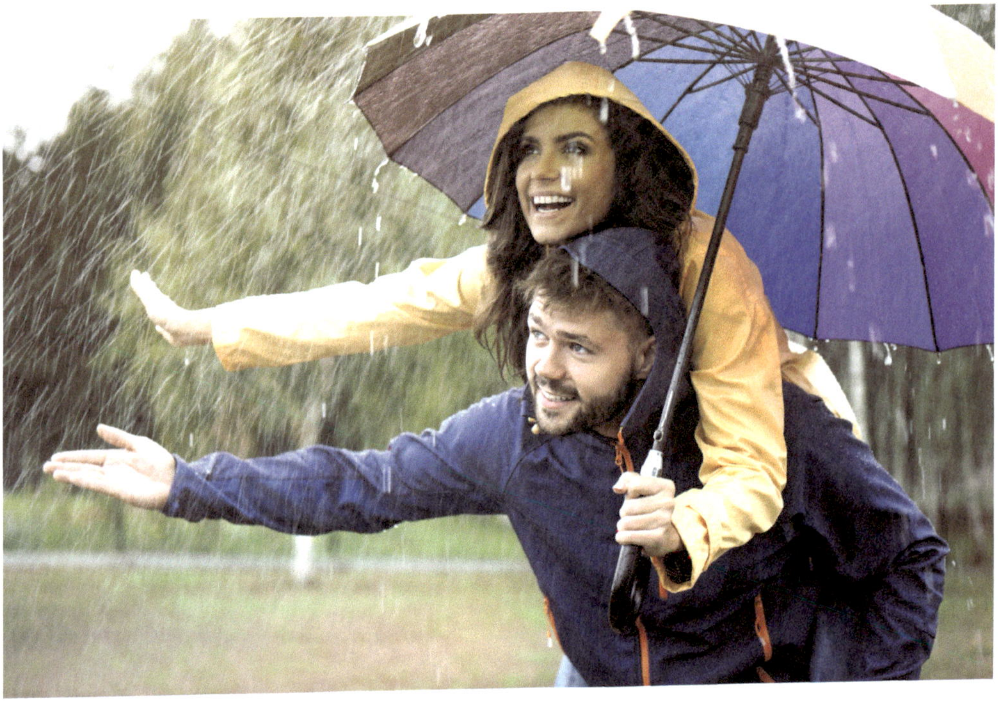

Die wesentliche Aufgabe unseres Immunsystems besteht darin, Fremdkörper, die unserem Organismus schaden könnten, abzuwehren. Das grundlegende Prinzip der Immunabwehr aller Lebewesen sind Erkennen, Kommunizieren und Vernichten. Um gegen Schadstoffe oder Erreger vorzugehen, müssen diese zunächst erkannt werden. Das klingt einfach, stellt aber oft schon eine besondere Herausforderung dar. So werden einige Viren erst erkannt, wenn es zu spät und die Krankheit, z.B. Masern, bereits ausgebrochen ist. Bei Allergien wiederum werden harmlose Stoffe als ‚feindlich' erkannt, und bei Autoimmunerkrankungen ‚erkennt' der Körper sogar eigenes Gewebe als ‚fremd' und bekämpft es. Die Information über das Eindringen von Fremdkörpern muss dann weiterverarbeitet, sprich ‚kommuniziert' werden. Dies geschieht über Botenstoffe, sogenannte Zytokine, die den Fremdkörper markieren und so für die körpereigenen Abwehrzellen erkenn- oder sichtbar machen. Im letzten Schritt werden diese Fremdkörper dann mit Antikörpern oder spezifischen Immunzellen bekämpft oder eliminiert. Das Abwehrsystem ist sehr komplex und arbeitet nicht selbstständig, sondern mit weiteren Körpersystemen wie dem Nervensystem oder dem Hormonsystem zusammen.

Die unspezifische Abwehr

Man kann sich das Immunsystem auch gut als eine Festung mit mehreren Verteidigungsringen vorstellen. Den Basisschutz stellen dabei die Außenmauern der Festung dar. Bei unserem Körper ist dies die Haut. Eine gesunde Haut wehrt die meisten Eindringlinge ab. Sie bildet zusammen mit anderen Organen wie auch dem Darm eine erste physikalische und chemische Barriere, um schädliche Substanzen wie Krankheitskeime daran zu hindern, in unseren Körper einzudringen. Um diese Barriere noch zu verstärken, produziert die Haut Talg, der mit antibiotischen Inhaltsstoffen Keime bekämpft und sie dann abtransportiert. Eine ähnliche chemische Barriere bilden der Schleim auf den Schleimhäuten (u.a. im Darm), die Tränenflüssigkeit in den Augen, der Speichel und die Scheidenflüssigkeit. Auch der Urin, der den Harnleiter von Keimen reinigt, und die Magensäure, die durch den Mund aufgenommene Keime im Magen unschädlich macht, gehören dazu.

Aber so wie eine Festung Tore und Fenster hat, gibt es auch bei unserem Körper Öffnungen, die potenzielle Einfallstore für Krankheitserreger sind, wie Mund, Nase, Hautporen oder Wunden. Gelingt es Keimen oder Fremdstoffen, die Abwehrbarrieren des Körpers zu überwinden, treten innere Abwehrmechanismen auf den Plan. Das sind körpereigene Stoffe, die sich generell gegen Eindringlinge wenden, also erstmal unspezifisch gegen jeden. Dazu gehören zum Beispiel Interferone – also Proteine, die eine immunstimulierende und vor allem antivirale und antitumorale Wirkung haben – oder die Fresszellen (Phagozyten) und die natürlichen Killerzellen. Diese Zellen des Immunsystems können veränderte Körperzellen – wie Krebszellen – erkennen und zerstören. Zu den Killerzellen zählen die zytotoxischen – also zellzerstörenden – Zellen (T-Zellen), die vor allem Viren bekämpfen und bei ihnen den Selbstmord (die Apoptose) auslösen, und die natürlichen Killerzellen (NK-Zellen), die darauf spezialisiert sind, bei Viren und Krebszellen die Apoptose einzuleiten. Der Körper kann auf Eindringlinge auch mit einer Entzündung oder Fieber reagieren. Die Wärme kann unter anderem das Wachstum von Erregern hemmen oder die Wirkung der Immunabwehr (der Interferone) verstärken.

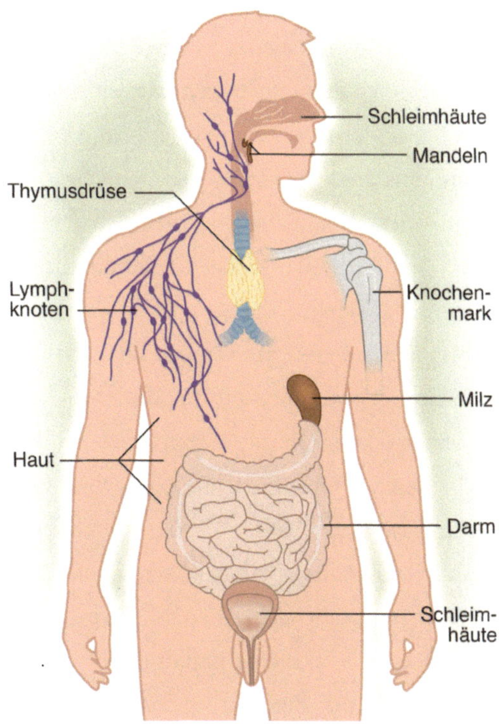

Die Organe des Immunsystems

Das Komplementsystem

Ein komplexer Teil der unspezifischen Abwehr ist das sogenannte Komplementsystem. Es besteht aus mehr als 30 Proteinen, die entweder an Zellen gebunden oder im Blutplasma gelöst sind. Sie haben die Aufgabe, Mikroorganismen wie Bakterien, Pilze und Parasiten zu bekämpfen. Allerdings muss dieses Komplementsystem erst aktiviert werden. Und das ist ein sehr komplizierter Prozess, der ein bisschen mit der Blutgerinnungskaskade vergleichbar ist. Dabei werden mehrere Komplementfaktoren gegenseitig aktiviert und zu einem Immunkomplex gebunden. Dieser kann dann gegen die Fremdkörper wie Bakterien vorgehen. Die Aktivierung ist wichtig, denn wenn diese Proteine auch ohne Bedrohung frei im Körper umherschwirren würden, könnten sie gesundes Gewebe angreifen (was bei Autoimmunkrankheiten auch passieren kann). Die einzelnen Komplementfaktoren werden mit CX-a/b abgekürzt, wobei das X für die numerische Bezeichnung steht und mit a/b die Fragmente abgekürzt werden. Der klassische Aktivierungsweg beginnt so, dass der Komplementfaktor C1 an Erregerzellen andockt, die durch Immunglobuline (IgG und IgM) markiert wurden. Nach einem komplizierten Aktivierungsprozess bildet dieser Immunkomplex dann schließlich eine Art ‚Pore' in der Antigen-Zelle, also eine Öffnung, mit der die Oberfläche des Eindringling verändert wird, so dass er besser markiert (opsoniert) werden kann, um weitere Antikörper anzulocken (= Chemotaxis), die den Schädling dann schließlich vernichten (phagozytieren) können.

Wichtige Rolle im Immunsystem: die Makrophagen

Maßgeblich für die allgemeine bzw. unspezifische Abwehr sind die Makrophagen. Sie sind übrigens in Bezug auf die Evolution die ältesten Immunzellen. Kein Lebewesen dieser Erde kommt bei seinen Immunreaktionen ohne Makrophagen aus. Wir werden später noch sehen, dass die immunmodulierende Wirkung von Beta-Glucan sehr eng mit den Makrophagen zusammenhängt. Was sind nun Makrophagen? Im Grunde sind dies Immunzellen, die eindringende Organismen oder Fremdstoffe (z.B. Bakterien) auflösen oder ‚fressen' können. Daher heißen sie auch ‚Fresszellen'. Den ‚Fressvorgang' nennt man Phagozytose. Makrophagen entstehen aus Stammzellen des Knochenmarks und sind in jedem Gewebe bzw. Organ unseres Körpers zu finden, sei es im Blut, in der Milz, den Lymphknoten, der Leber, der Haut, dem Darm und sogar im Gehirn. Diese aufmerksamen Kämpfer überwachen permanent mögliche Veränderungen in unserem Körper – ihnen entgeht nichts. Sobald die Makrophagen einen Eindringling bemerken, bekämpfen sie ihn. Zudem haben sie eine anti-infektiöse und tumor-protektive Wirkung und spielen auch eine wichtige Rolle bei Gewebeumbau, -reparatur und -erneuerung während einer Verletzung. Die Makrophagen setzen auch wichtige Enzyme, Proteine und Lipide frei, die dann mit anderen Zellen des Immunsystems kommunizieren. Zu diesen Zellen gehören B-Lymphozyten und T-Lymphozyten, die Bestandteil des erworbenen Abwehrsystems sind. Von Makrophagen aktivierte Lymphozyten werden auch ‚Natürliche Killerzellen' (NK-Zellen) genannt. Sie haben nämlich nur eine Aufgabe: das Erkennen und Töten von Zellen, die aufgrund einer Virusinfektion oder Krebsmutation zur Gefahr geworden sind.

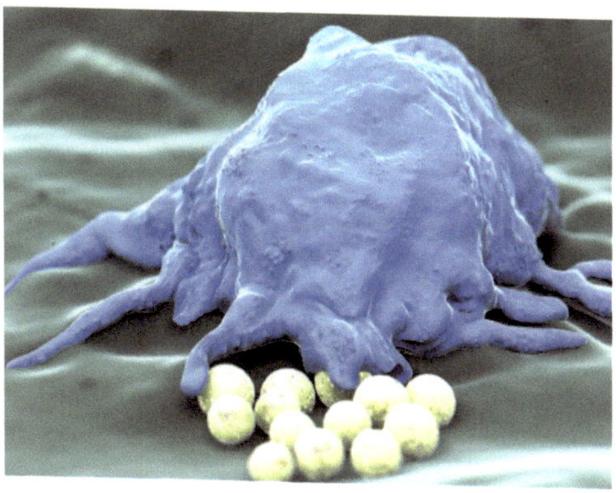

Eine Makrophage (blau eingefärbt) erkennt einen Virus als körperfremd und verschlingt ihn.

Man kann durchaus sagen, dass die Makrophage eine der vielseitigsten Zellen in multizellularen Organismen ist. Ihre Rolle beim Management der Immunreaktionen ist noch lange nicht abschließend erforscht. Entscheidend dafür, dass die Makrophagen ihren vielfältigen Aufgaben bei der Immunabwehr nachkommen können, ist, dass sie aktiviert werden. Nach mehreren Aktivierungsschritten finden auf der Membran der Makrophage komplizierte Stoffwechseländerungen statt, die letztlich zur erfolgreichen Immunabwehr führen. Man hat mit zahlreichen Substanzen – von Chemikalien bis hin zu biologischen Materialien – geforscht und versucht, mit deren Hilfe die Makrophagen anzuregen. Zwar konnte mit einigen dieser Stoffe eine stärkere Verbreitung der Makrophagen erreicht werden, nicht aber deren Aktivierung. Bei einer Substanz ist man dann jedoch fündig geworden: Beta-Glucan! Dieses Polysaccharid aus Pilzen und Hefe ist in der Lage, die Makrophagen in ihrem Wachstum anzuregen und zu aktivieren, wie wir später noch sehen werden.

Die spezifische Abwehr

Neben dieser unspezifischen Abwehr gibt es im Körper ein spezifisches Abwehrsystem, das sich gezielt gegen bestimmte Krankheitserreger sowie fremde Zellen richtet. Diese Fähigkeit muss jedoch vom Immunsystem erst erworben werden, indem es sich bei seinem unspezifischen Kampf gegen Eindringlinge diesen Erreger ‚merkt'. Dafür gibt es extra bestimmte ‚Gedächtniszellen', nämlich Lymphozyten, die nach einem Erstkontakt mit einem Erreger dafür sorgen, dass die Immunreaktion bei einem Zweitkontakt deutlich schneller und effektiver ablaufen kann. Dieses Prinzip macht man sich auch beim Impfen zunutze. Hier wird eine harmlose Dosis eines Erregers verabreicht. Die spezifische Abwehr merkt sich diesen Erreger und ist dann beim nächsten Angriff dieses Erregers gewappnet.

Zum spezifischen Immunsystem gehören verschiedene Zellen und Gewebe, die eng zusammenarbeiten, um Eindringlinge abzuwehren. Dazu gehören die B- und T-Lymphozyten, Makrophagen und Antikörper. Die Lymphozyten, also spezielle weiße Blutkörperchen, können die Eindringlinge entweder direkt angreifen oder sich zu Plasmazellen entwickeln. Diese stellen dann Antikörper (Immunglobuline) her und geben sie frei. Die Antikörper wiederum docken an ganz bestimmte Antigene an, z.B. Bestandteile von Bakterien oder Viren. Und wenn sie dann erstmal an diesen Bakterien und Viren angedockt sind, bekämpfen sie sie mit unterschiedlichen Mechanismen. Zum Beispiel können sie Bakterien bewegungsunfähig machen und deren Gifte neutralisieren. Oder sie sorgen dafür, dass Fremdstoffe und zerstörte Gewebe von den Fresszellen ‚aufgefressen' werden. Die Antikörper können Viren auch so beeinträchtigen, dass sie nicht mehr an Körperzellen anheften können. Für eine erfolgreiche Immunantwort ist die reibungslose Zusammenarbeit des spezifischen und des unspezifischen Immunsystems wesentlich.

Zellen des Immunsystems

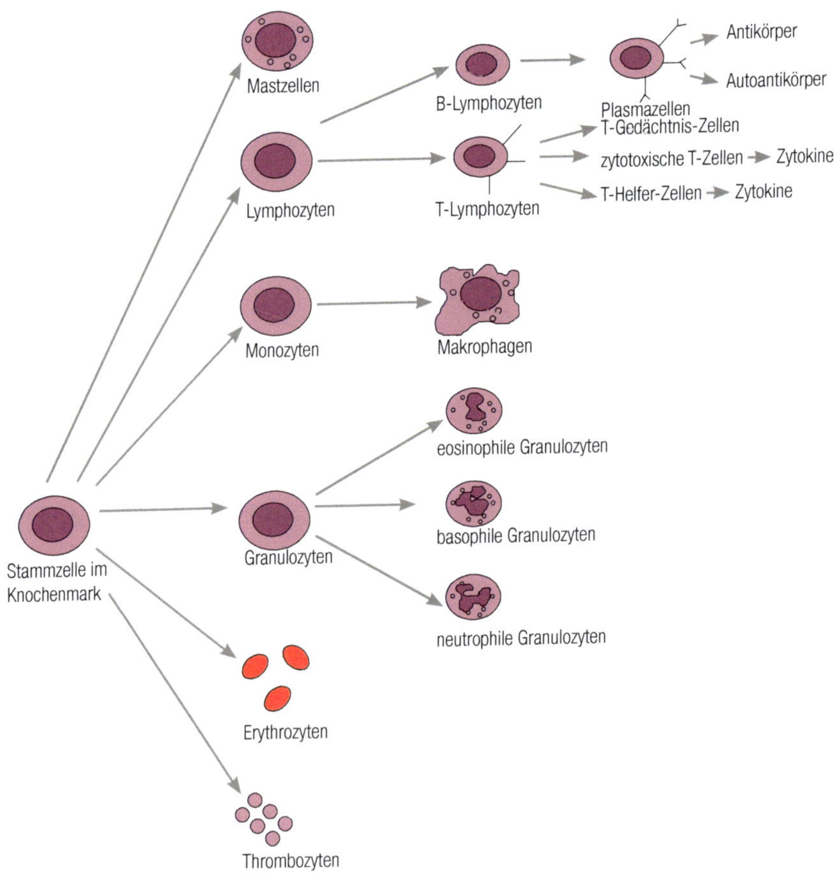

Was ist Beta-Glucan?

Bevor wir nun dazu kommen, wie Beta-Glucan mit unserem Immunsystem kommuniziert und es unterstützt, wollen wir die Frage beantworten, was Beta-Glucan eigentlich konkret ist. Was ist das für eine Substanz? Ganz einfach könnte man Beta-Glucan als eine Art von Kohlenhydrat bezeichnen. Es dient Pilzen und der Hefe als einzelligem Pilz in den Zellwänden als Gerüst- und Speichersubstanz. Chemisch ausgedrückt ist Beta-1,3/1,6-Glucan eine Verbindung von mehreren Glucose-Molekülen oder auch ein Polymer der Beta Glucose. Oder anders ausgedrückt sind Beta-Glucane hochmolekulare Polysaccharide, welche zusammen mit Mannan, Proteinen, Fetten und ein bisschen Chitin die Hauptbestandteile der Zellwände von Pilzen und Hefepilzen bilden.

Hefezellwand

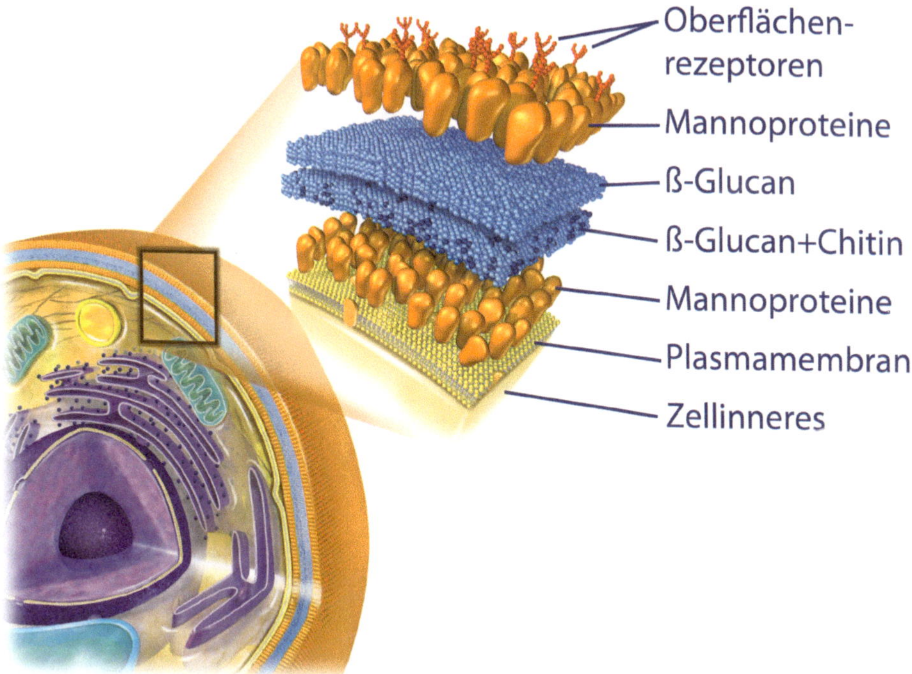

Abdruck mit freundlicher Genehmigung der Leiber GmbH

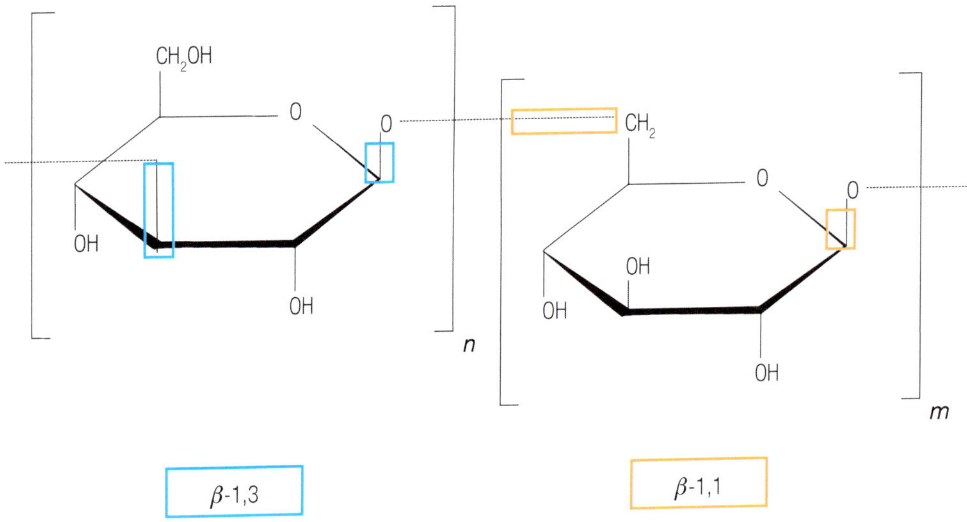

Bindungen in der Strukturformel von Beta-1,3/1,6-Glucan

Mittlerweile gibt es zahlreiche wissenschaftliche Untersuchungen, die diesen Zellwandbestandteil Beta-1,3/1,6-Glucan als einen der effektivsten natürlichen Immunmodulatoren identifiziert haben. Jetzt fragen Sie sich vielleicht: Wie ist es möglich, dass so ein profanes Polysaccharid, also ein Mehrfachzucker, uns so effektiv bei unserer Gesundheit unterstützen kann? Warum kann es das menschliche (und übrigens auch das tierische) Immunsystem so derart positiv beeinflussen? Um diese Frage zu beantworten, müssen wir noch einmal auf die chemische Struktur zurückkommen. Beta-Glucane sind vernetzte Kohlenhydratpolymere, die aus Beta-glykosidisch verknüpften Glukosemolekülen aufgebaut sind. Und ihre immunmodulierenden und antitumoralen Eigenschaften hängen eng mit der Verknüpfungsstruktur dieser Glukoseketten zusammen. Strukturell ergibt sich eine Beta-1,3-verknüpfte Glucan-Hauptkette mit Beta-1,6-Verzweigungen, für deren biologische Wirkung eine helikale Anordnung der Polysaccharidketten und das Molekulargewicht ausschlaggebend zu sein scheinen, wie in der Abbildung oben zu sehen ist. Denn diese Polysaccharide können über spezielle Rezeptoren die Funktion und Wirkung der großen Killerzellen, also der Makrophagen, beeinflussen. Wie das genau funktioniert, dazu komme ich weiter unten.

Auch wenn Beta-Glucan hierzulande noch relativ unbekannt ist, so haben doch Polysaccharide, und besonders Glucane, in der Medizin bereits eine lange Geschichte als Immunmodulatoren. Schon zu Beginn des 18. Jahrhundert wurden sie zur Behandlung von entzündlichen Erkrankungen eingesetzt. Gute Erfolge erzielte man mit Polysacchariden auch im 19. Jahrhundert bei der Behandlung von Hauterkrankungen. Aber erst in den 40er-Jahren des letzten Jahrhunderts kam der eigentliche Durchbuch, und zwar durch Dr. Nicholas Di Luzio von der Tulane University in New Orleans/USA. Er untersuchte Zymosan, ein von Pillemer und Ecker entwickeltes Medikament, das als Immunstimulator eingesetzt wurde (Pillemer u. Ecker 1941), um herauszufinden, welcher Teil dieses Präparats eigentlich für die positive Wirkung verantwortlich war. Denn leider hatte Zymosan viele Nebenwirkungen, und durch die Identifikation und Isolierung des wirksamen Bestandteils erhoffte man sich die Entwicklung eines neuen, nebenwirkungsfreien Präparats. Und tatsächlich: Bei der genauen Analyse von Zymosan konnte der komplexe Mehrfachzucker Beta-Glucan als hauptsächliche Wirkkomponente identifiziert werden.

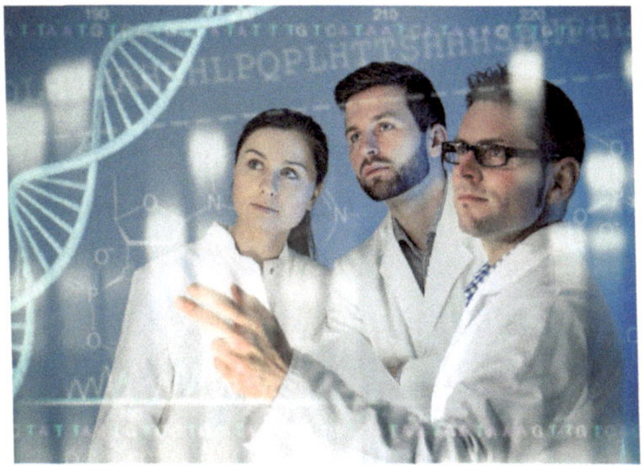

Die meisten Forschungsergebnisse zu Beta-Glucan stammen aus Ostasien und den USA.

Die Untersuchung der Beta-Glucane wurde dann in den 1960er- und 1970er-Jahren intensiviert. Dabei entwickelten sich zwei wissenschaftlich konvergierende Linien, eine in Europa und den Vereinigten Staaten und die zweite in Japan. In der euro-amerikanischen Wissenschaftsszene führte man die Forschung auf Basis der Kenntnis der immunmodulatorischen Effekte von Zymosan weiter. Man isolierte die Polysaccharide aus den Zellwänden des Hefepilzes Saccharomyces cerevisiae und konnte so das Beta-1,3/1,6-Glucan extrahieren, mit dem das Immunsystem ohne Nebenwirkungen gefördert werden konnte! In Japan gab es einen anderen Ansatz zu Beta-Glucan. In der asiatischen Medizin hat der medizinische Einsatz von Pilzen wie Shiitake, Maitake, Reishi usw. eine lange Tradition. Hier wollte man wissen, welcher Teil der Pilze insbesondere für die Anti-Krebs-Aktivitäten verantwortlich ist. An der Universität von Kawasaki gelang es schließlich, Beta-Glucan aus dem Shiitake-Pilz zu isolieren. Dort nennt man diesen Stoff ‚Lentinan' (Chihara 1969).

Beta-Glucan ist sicher

Leider werden in der alternativen Medizin immer wieder Substanzen in die Debatte gebracht, bei denen man nicht genau weiß, ob sie gut verträglich oder womöglich sogar schädlich sind. Daher möchte ich an dieser Stelle ganz klar betonen, dass Beta-Glucane gesundheitlich sichere und nicht-toxische Lebensmittelbestandteile sind (Oliveira 2006). Dies wird auch für die Hefe-Beta-Glucane (bisher nicht für Beta-Glucane aus Vitalpilzen) von der

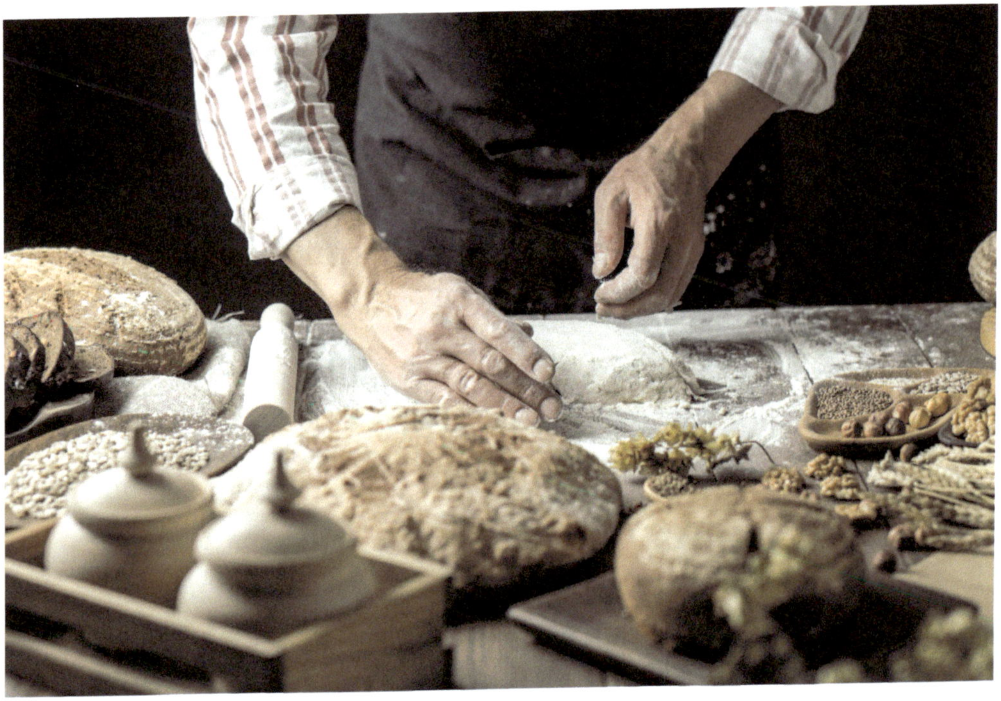

Beta-Glucan ist über die Bäckerhefe auch in Lebensmitteln wie Brot enthalten.

Europäischen Lebensmittelsicherheitsbehörde EFSA bestätigt (EFSA 2011). Das ist auch ganz logisch, denn Beta-Glucan ist traditionell über die Quelle der Bäckerhefe in europäischen Lebensmitteln wie Brot, Bier und Wein enthalten. Ansonsten gäbe es auch nicht die extrem hohen Angaben für die Tageszufuhr, die in bestimmten Bevölkerungsgruppen ohne Zeichen von Gesundheitsproblemen möglich sind. So werden bei erwachsenen Männern in Abhängigkeit vom Bierkonsum im Extremfall Tageszufuhren von fast fünf Gramm Beta-Glucan erreicht (wobei die gesundheitliche Wirkung in diesem Fall durch den Alkohol wieder zunichte gemacht werden dürfte). So eindeutig sich die EFSA zur Sicherheit äußert, so zurückhaltend ist die Behörde leider bisher in Bezug auf die Wirkung von Beta-Glucan als immunmodifizierende Nährstoffgruppe. Auch wenn viele Aussagen zum gesundheitlichen Nutzen von Wissenschaftlern und zahlreiche experimentelle Ergebnisse zur immunmodulierenden oder auch stimulierenden Wirkung von Beta-1,3/1,6-D-Glucan vorliegen (von denen ich einige in diesem Buch vorstellen werde), hat die EFSA Anfragen, Hefe-Beta-Glucan mit einem Health Claim (also einer gesundheitsbezogenen Aussage) zu versehen, bisher nicht Folge geleistet (EFSA yeast Immun 2010). Über die Gründe kann man nur spekulieren. Meine Meinung dazu habe ich in meinem Vorwort bereits formuliert.

Immerhin hat die EFSA zumindest die gesundheitsfördernde Wirkung des Hafer-Beta-Glucans, des Beta-1,3/1,4-Glucans, anerkannt und die Gesundheitsaussagen zur vorbeugenden Erhaltung normaler LDL-Cholesterinwerte wie auch zur Senkung der postprandialen Blutzucker- und Insulinantwort durch den Verzehr von Beta-Glucan als gesichert anerkannt (EFSA 2011) und dafür folgende Health Claims vergeben:

> **„Hafer-Beta-Glucan reduziert nachweislich den Cholesteringehalt im Blut. Ein hoher Cholesterinwert gehört zu den Risikofaktoren für die koronare Herzerkrankung. Beta-Glucane tragen zur Aufrechterhaltung eines normalen Cholesterinspiegels im Blut bei. Die Aufnahme von Beta-Glucanen aus Hafer (oder Gerste) als Bestandteil einer Mahlzeit trägt dazu bei, dass der Blutzuckerspiegel nach der Mahlzeit weniger stark ansteigt.“**

In Japan ist man hier übrigens schon weiter. Die japanische Regierung hat nach umfangreichen Studien den Einsatz von Beta-Glucan bei einigen Erkrankungen offiziell genehmigt, wie zum Beispiel für Magen- und Darmkrebs in Kombination mit bestimmten Krebsmedikamenten.

Vorkommen

Glucane sind als Polysaccharide in der Natur weit verbreitet; sie bilden als D-Glukose-Polymere Bestandteile von Zellmembranen und sind als Strukturbestandteile in Bakterien, Pilzen, Flechten, Hefen sowie auch Getreide und Meeresalgen zu finden (Lesage 2006). Am häufigsten kommt Beta-Glucan in der Cellulose von Pflanzen, der Kleie von Getreidekörnern und in der Zellwand der Bäckerhefe und anderer Pilze sowie Bakterien vor. Während die in der Hefe und anderen Pilzen vorkommenden Beta-1,3/1,6-Glucane für ihre Fähigkeit bekannt sind, das Immunsystem zu modulieren, wirken sich die in hohem Maße im Hafer vorkommenden wasserlöslichen Beta-1,3/1,4-Glucane positiv auf den Cholesterinspiegel aus. Hefe- und Hafer-/Gersten-Glucane haben den gleichen Grundbaustein (Glucose) und den gleichen Bindungstyp (beta-glykosidisch), sie unterscheiden sich jedoch bei den Verknüpfungspunkten innerhalb der Glucose. Durch den besonderen Bindungstyp und die dreidimensionale Oberflächenstruktur wird nur das aufgereinigte Hefe-Beta-Glucan von den Immunrezeptoren im Darm erkannt, was dann zur Aktivierung der Makrophagen führt. Das heißt also, dass die Beta-Glucane mit linearen oder 1,4-verzweigten Polymeren nur begrenzte immunmodulatorische Effekte haben. Die höchste immunmodulierende Wirkung haben Beta-Glucane, die eine 1,3-Kette haben, die an der 1. und 6. Stelle verzweigt sind – die Beta-1,3/1,6-Glucane (Bohn 1995).

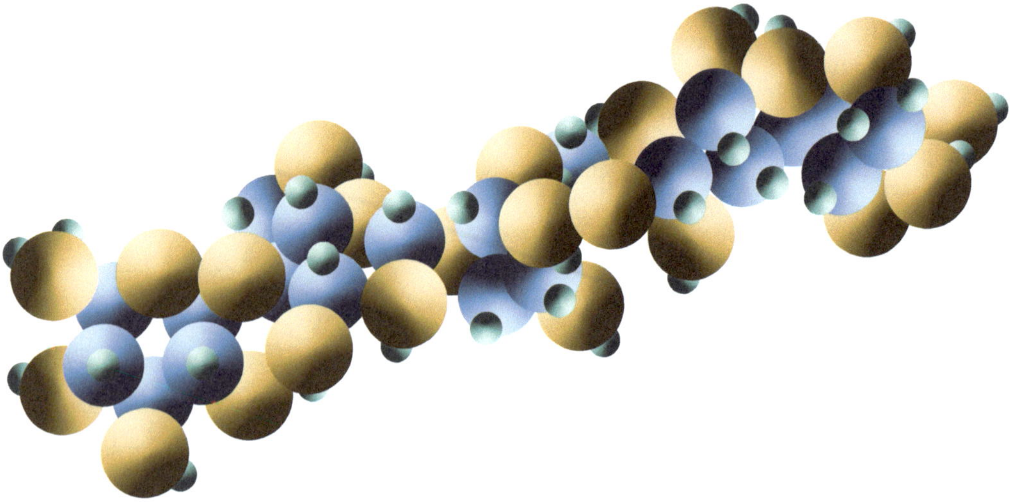

Dreidimensionale Struktur von Beta-Glucan

Die bedeutendste Quelle für amerikanische und europäische Präparate mit den immunmodulierenden Beta-1,3/1,6-Glucanen sind die Zellwände der Bäcker- oder Bierhefe (Saccharomyces cerevisiae). Saccharomyces bedeutet dabei so viel wie ‚Zuckerpilz'. Hefe ist quasi der kleinste (Heil-)Pilz der Welt. Sie hat als Heilmittel bereits eine lange Geschichte und Tradition. So findet man Hefe schon im ältesten Dokument der Medizingeschichte Ägyptens, dem „Papyrus Ebers", benannt nach dem Altertumsforscher Georg Ebers, der die Schriftrolle in Theben entdeckt hatte. Auch der griechische Arzt Hippokrates und später im Mittelalter Paracelsus und die berühmte Äbtissin und Ärztin Hildegard von Bingen empfahlen Hefe für unterschiedliche Leiden. Da die Hefezelle der menschlichen Zelle in Bezug auf Aufbau und Stoffwechselprozesse zu 70 Prozent gleicht, dient sie oft als Modell, an dem Wissenschaftler Prozesse nachvollziehen können, die auch in der menschlichen Zelle stattfinden. So erforschte der US-amerikanische Wissenschaftler Dr. Lee Hartwell mit Hilfe von Hefezellen menschliche Zellteilungsprozesse und bekam dafür 2001 den Nobelpreis für Medizin.

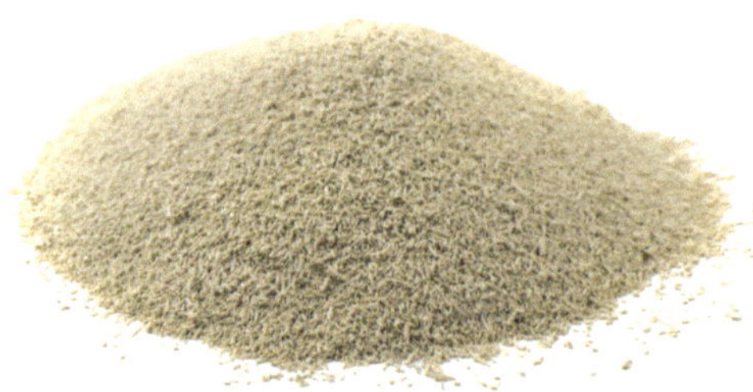

Im fernen Osten (Japan, China, Ostrussland) werden aufgrund der dortigen volksmedizinischen Tradition eher größere Pilze verwendet. Hier spielt die Gattung der Pleurotus (mit dem Polysaccharid ‚Pleuran') sowie Reishi, Shiitake, Maitake und Chaga die größte Rolle (Wasser et Weis 1999). Im Hinblick auf die aus Vitalpilzen gewonnenen Beta-Glucane sind für die Anti-Krebs-Wirkung insbesondere von Bedeutung: Lentinan (aus dem Shiitake-Pilz bzw. Lentinus edodes isoliert), Schizophyllan (aus dem Pilz

Schizophyllum commune isoliert) und PSK (isoliert aus dem Pilz Coriolus versicolor). Während Lentinan und Schizophyllan reine Beta-Glucane sind, handelt es sich bei PSK um ein proteingebundenes Beta-Glucan. Diese Beta-Glucane sind in Japan und China als Anti-Krebs- und immunmodulatorische Mittel bereits zugelassen und weit verbreitet (Ooi 2000).

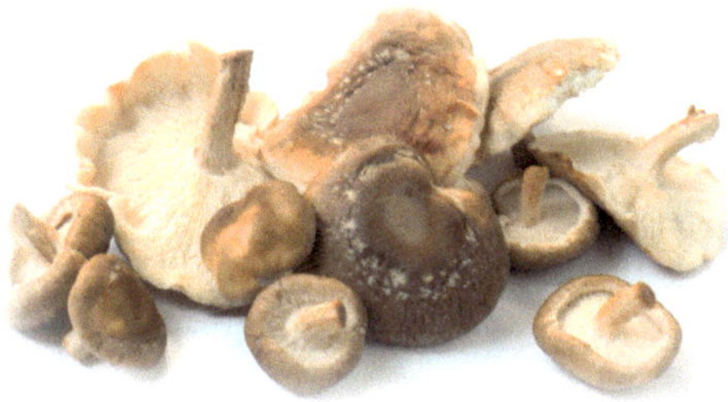

Weitere Quellen der Beta-Glucane sind einige Arten von Algen (Teas 1983). So hat sich in Frankreich das aus Meeresalgen gewonnene Beta-Glucan (‚Phycarin') durchgesetzt. Allerdings konnte ich für Phycarin bisher keine einzige Humanstudie finden. Die meisten wissenschaftlichen Arbeiten liegen für Beta-1,3/1,6-Glucan vor, das aus der Hefe gewonnen wird; es hatte in den bisher vorliegenden Studien auch die größten biologischen bzw. medizinischen Effekte (Harada 2008).

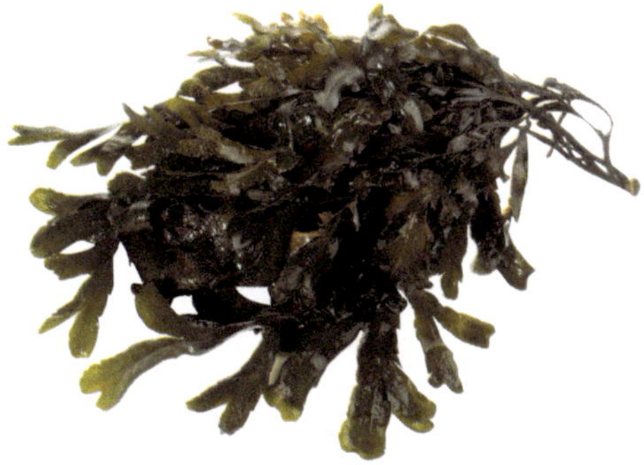

Auswahl an Beta-Glucanen mit immunmodulatorischen Effekten

Name	Quelle	Art	Polymer
Curdlan	Alcaligenes faecalis	Bakterium	Linear
Laminarian	Laminaria sp.	Braunalge	Linear
Pachymaran	Poria cocos (Kiefernschwamm)	Pilz	Linear
Lentinan	Lentinus edodes (Shiitake)	Pilz	Verzweigt
Pleuran	Pleurotus ostreatus (Austern-Seitling)	Pilz	Verzweigt
Schizophyllan	Schizophyllum Commune (Gem. Spaltblättling)	Pilz	Verzweigt
Sclerotinan (SSG)	Sclerotinia sclerotiorium (Weißstängeligkeit)	Pilz	Verzweigt
Scleroglucan	Sclerotium glucanicum	Pilz	Verzweigt
Grifolan	Grifola frondosa (Gemeiner Klapperschwamm)	Pilz	Verzweigt
T-4-N, T-5-N	Dictyophora indusiata (Tropische Schleierdame)	Pilz	Verzweigt
Hefe-Glucan	Saccharomyces cerevisiae	Hefepilz	Verzweigt

Die Beta-1,3/1,4-Glucane für Präparate zur Senkung des Cholesterinspiegels werden hauptsächlich aus der Kleie von Körnern des Hafers und der Gerste extrahiert und zu einem viel kleineren Teil aus Roggen und Weizen. Während Beta-1,3/1,6-Glucane aus Hefe nicht löslich sind, gibt es bei den aus Getreide extrahierten Beta-1,3/1,4-Glucanen sowohl lösliche als auch unlösliche. Wichtig: Beta-Glucan aus Hefe ist in der natürlichen Form immer unlöslich. Um lösliches Beta-Glucan herzustellen, muss die Molekülstruktur verändert werden. Dies führt dann auch zu anderen Wirkmechanismen und Wirkungen. Die in diesem Buch vorgestellten Studien zur Immunwirkung von Beta-Glucan beziehen sich ausdrücklich auf die natürliche unlösliche Form.

Wirkweise: So wirkt Beta-1,3/1,6-Glucan

Die Wirkweise von Beta-Glucan zur Unterstützung der körpereigenen Abwehr ist mehrdimensional. Im Wesentlichen fußt die Effektivität des Beta-Glucans auf drei Säulen:

Immunmodulation:

Beta-Glucan unterstützt die Aktivitäten der weißen Blutkörperchen (Makrophagen, Neutrophile, Killerzellen, T-Zellen), die Krebszellen und Erreger wie Bakterien, Viren und Parasiten bekämpfen.

Effekte auf die antioxidativen Schutzsysteme:

Beta-Glucan hat zwar selbst keine antioxidative Wirkung (Jährig 2007), aber es unterstützt die körpereigenen antioxidativen Entgiftungssysteme, damit diese effektiv gegen freie Radikale vorgehen können, die für Krankheitsentstehung und Alterungsprozesse verantwortlich sind.

Anti-entzündliche Wirkung:

Beta-Glucan verstärkt die Produktion von Interferon, Interleukin 1 und 2 und verschiedener Zytokine, die einen Beitrag im Immunkomplex leisten und gegen Krebszellen vorgehen.

Alle drei Säulen tragen unsere Immunabwehr, bilden also die Basis für die Fähigkeit des Körpers, sich gegen schädliche Einflüsse zu wappnen. Wie die Abwehr unseres Körpers aufgebaut ist, wurde ja bereits weiter oben beschrieben. Die Hauptaufgabe des Immunsystems ist es, den Körper vor schädlichen Viren, Bakterien, Pilze und Parasiten sowie entarteten Zellen zu schützen. Dazu besitzt es eine hohe Anzahl von spezialisierten Immunzellen, die in allen Körpergeweben vorhanden sind. In den meisten Fällen wird unser Körper deshalb mit Angriffen von außen gut fertig. Wenn der Angriff aber zu stark und das Immunsystem zu schwach ist, braucht unser Körper Unterstützung. Und hier kommt Beta-Glucan ins Spiel.

Was macht nun das Beta-Glucan? Wie greift es helfend in unser Immunsystem ein? Nun, dazu muss man zunächst festhalten, dass Pilze potenziell pathogen sein können. Genauso wie es giftige Fliegenpilze und schmackhafte Champignons gibt, existieren leider auch unter den einzelligen Pilzen solche, wie zum Beispiel bestimmte Candida-Pilze, die im Darm Krankheiten auslösen können. Deshalb hat der Mensch im Laufe der Evolution Mechanismen entwickelt, um sich vor solchen krankmachenden Pilzen zu schützen. So verfügen die im Darm ansässigen Fresszellen des Immunsystems, also die Darm-Makrophagen, über spezielle Rezeptoren wie CR3-Rezeptoren (Ross 1993), Toll-like Rezeptoren (Chen 2007) und Dectin-1-Rezeptoren (Brown 2001, Goodridge 2009). An diese Rezeptoren können bestimmte Teile der Pilzzelle – nämlich die Beta-Glucane – andocken. Nach dem Andocken des Beta-Glucans werden die darmbasierten Immunzellen in Alarmbereitschaft versetzt.

Beta-Glucane:

Sie gaukeln unserem Immunsystem eine Pilz-Invasion vor und alarmieren auf diese Weise die Zellen des angeborenen Immunsystems. Dadurch können sich diese besser darum kümmern, die eindringenden Mikroorganismen und infizierte oder tote Körperzellen zu bekämpfen.

Ergebnis:

Die Abwehrfähigkeit des Körpers und die Resistenz gegenüber Krankheiten steigt. Außerdem löst Hefe-Beta-Glucan auch eine Kaskade biochemischer Ereignisse aus, die schädlichen Entzündungsreaktionen entgegenwirken. Das Tolle an diesem Effekt von Beta-Glucan ist, dass die aktivierten Makrophagen nicht nur gegen ihren Aktivator – also die Pilzzelle – vorgehen, sondern gegen jeden körperfremden Mikroorganismus und jede Tumorzelle, die sich in ihrer Reichweite befindet.

Dies war die Kurzversion der Wirkweise von Beta-Glucan. Lassen Sie mich nun etwas tiefer in die Materie einsteigen und auf die einzelnen Wirkweisen dieser faszinierenden Substanz noch etwas genauer eingehen.

Immunmodulation

Unser angeborenes Immunsystem – also unsere unspezifische Abwehr – muss schnell in der Lage sein, Erreger (= Pathogene) zu erkennen und abzuwehren. Dabei werden bestimmte Molekülstrukturen von den Immunzellen als potenziell schädlich erkannt. Solche Molekülstrukturen nennt man in der Biomedizin ‚Pathogen-assoziierte molekulare Muster' (PAMPs). Immer, wenn menschliche Abwehrzellen auf solche Muster treffen, werden diese sofort bekämpft, also durch die großen Fresszellen (die Makrophagen) phagozytiert bzw. ‚gefressen'. Und jetzt kommt das Spannende: Die Beta-Glucane werden von den menschlichen Abwehrzellen als PAMPs anerkannt und angegriffen. Spezielle Rezeptoren auf den Abwehrzellen (z.B. Dectin-1-Rezeptoren) sind auf die PAMPs spezialisiert und binden die Beta-Glucane an sich (Brown 2001). Dann werden sie phagozytiert und in Einzelteile zerlegt, nämlich in kleine Beta-Glucan-Fragmente. Für diese Beta-Glucan-Fragmente gibt wiederum ganz spezielle Rezeptoren auf den nachgeordneten Immunzellen wie Killerzellen und neutrophile Granulozyten. Daran docken die Beta-Glucan-Fragmente an und aktivieren diese Immunzellen. Daraufhin kommt es zu einer Signalkaskade, in deren Folge Botenstoffe (Zytokine) ausgeschüttet werden, die wiederum zytotoxische T-Lymphozyten und T-Helferzellen aktivieren (Leibundgut-Landmann). Diese Art von Immunzellen gehört zur spezifischen Immunabwehr, die sich nicht allgemein gegen Eindringlinge richtet, sondern ganz spezielle Erreger angreift. Das heißt: Beta-Glucan aktiviert nicht nur das angeborene, sondern auch das erworbene (adaptive) Immunsystem!

Und es kommt noch besser: Über diese Rezeptoren für Beta-Glucane verfügen nicht nur bestimmte Immunzellen, sondern Fresszellen (bzw. Phagozyten) in allen Organen: die Makrophagen, die Monozyten (im Blut), die Granulozyten, die NK-Zellen, die dendritischen Zellen und die Langerhans-Zellen (in der Haut). An diese Rezeptoren docken die Beta-Glucane an und lösen damit eine ganze Kaskade an Immunreaktionen aus. Das heißt, Beta-Glucan aktiviert nicht nur Makrophagen und neutrophile Granulozyten, sondern grundsätzlich alle Zellen, die mit dem spezifischen Glucanrezeptor ausgestattet sind (Willment 2005).

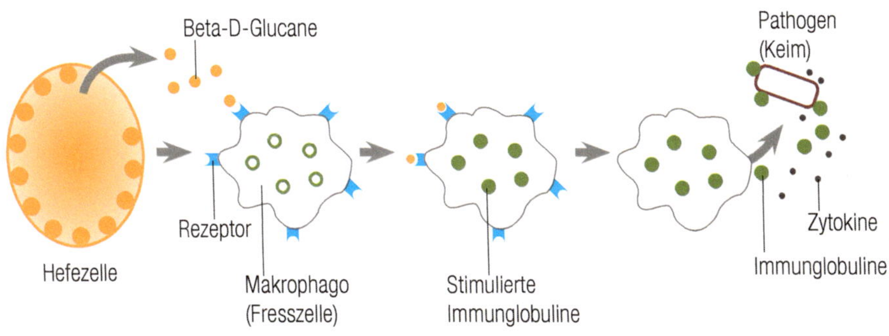

So wirkt Beta-Glucan aufs Immunsystem

Beta-Glucan ist ein Kohlenhydrat aus den Zellwänden von Pilzen. Vor allem das aus dem kleinsten Pilz der Welt, dem Hefepilz, stammende Beta-1,3/1,6-Glucan wirkt unmittelbar auf zentrale Schaltstellen unseres Immunsystems, nämlich die Makrophagen, Monozyten, Granulozyten und Killerzellen. Das oral aufgenommene Beta-1,3/1,6-Glucan ist säurestabil und passiert den Magen. Sobald es im Darm angelangt ist, aktiviert es über die Beta-Glucan-Rezeptoren die Makrophagen in der Dünndarmwand. Diese gelangen dann in die örtlichen Lymphknoten (Peyer'sche Plaques) und setzen Botenstoffe (Zytokine) frei. Diese Botenstoffe aktivieren die spezifische Abwehr und geben dann zusammen mit den T-Lymphozyten die modulierenden Reize an andere Organe wie z.B. Leber und Knochenmark weiter. Diese reagieren dann ebenfalls: die Leber mit der Ausschüttung von Akut-Phase-Proteinen (die gegen Entzündungen vorgehen) und das Knochenmark mit der vermehrten Bereitstellung weißer Blutkörperchen. Auf diese Weise moduliert Beta-Glucan das Immunsystem im ganzen Organismus.

Hintergrund ist, dass die Immunzellen die spezifische Oberflächenstruktur der Beta-1,3/1,6-Glucane als fremd erkennen, sie quasi als Antigen ansehen, und deshalb zunächst die nicht-spezifische Immunantwort aktivieren. Über die Aktivierung der T-Lymphozyten und T-Helferzellen wirkt Beta-Glucan darüber hinaus auf das erworbene Immunsystem.

Das heißt, Beta-Glucan setzt einen Stimulus, der mithilfe von immunspezifischen Botenstoffen wie Interleukin eine Fülle von Abwehraktivitäten im Körper auslösen kann. Dadurch wird das Immunsystem in einen erhöhten Leistungs- und Funktionszustand versetzt.

Zu den Botenstoffen, die mithilfe von Beta-Glucan von den Phagozyten freigesetzt werden, gehören Zytokine wie das Interleukin-1 (IL-1), das der Körper insbesondere zur Tumorbekämpfung einsetzt. Weitere Stoffe, die durch die Stimulation durch Beta-Glucan freigesetzt werden, sind Interleukin-6, der Tumor-Nekrose-Faktor (TNF) und Wasserstoffperoxid (H_2O_2) sowie die für das Komplementsystem wichtigen Zellen der Aktivierungskaskade (CD3+, CD4+, CD8+, zytotoxische T-Lymphozyten, Monozyten). Im Ergebnis aktiviert der Körper mithilfe von Beta-Glucan einen ganzen Abwehrmechanismus gegen virale, bakterielle, Pilz- und Parasiteninfektionen (Kim 1996 Li 2004, 2005, Siwicki 2004, Bogwald 1982, Kanai 1992, Mashiba 1983, Matsumoto 1991, Katsuragi, Di Luzio 1985).

Dass ein oral aufgenommenes Hefe-Beta-Glucan den für das Immunsystem als positiv eingestuften Marker Interleukin 10 (IL-10) im Blutkreislauf sowie im Fettgewebe erhöht, konnte erstmals durch folgende Studie gezeigt werden: Zwei Gruppen von zwölf Wochen alten Ratten wurde über zwei Wochen einmal mit einem mit Beta-Glucan-Futterzusatz (12-19mg/Tag) und einmal ohne-Beta-Glucan gefüttert. An den Tagen 1 und 14 des Experiments wurden arterielle Blutproben gesammelt und mit Heparin verdünnt, um dann eine Auswahl der wichtigsten spezifischen und nicht-spezifischen humoralen und zellulären Immunparameter zu bestimmen. Die Ergebnisse zeigten, dass Beta-Glucan die folgenden Parameter moduliert und so das Immunsystem beeinflusst: Gesamtprotein und γ-Globulin-Inhalte, Lysozym- und Ceruloplasmin-Aktivitäten, die proliferative Antwort von Lymphozyten nach Stimulation mit LPS oder ConA, die metabolische Aktivität, und die Phagozytenaktivität (Malaczewsa 2010).

Neben der Aktivierung der Makrophagen – die ja zur unspezifischen Immunabwehr gehört – ist Beta-Glucan auch in der Lage, über die Stimulierung der Bildung von Antikörpern die spezifische Abwehr zu unterstützen. Zur Erinnerung: Bei der spezifischen Abwehr bildet das Immunsystem spezielle Antikörper gegen ganz spezielle Erreger. Bei einer Impfung wird deshalb eine harmlose Dosierung eines Erregers (z.B. eines Grippevirus') verabreicht, das Immunsystem ‚merkt' sich diesen Erreger mithilfe von Gedächtniszellen, und wenn dieser Erreger erneut in den Körper dringt, ist das Immunsystem gewappnet, weil es den Erreger bereits kennt und über die entsprechenden spezialisierten Immunzellen, die Antikörper verfügt. Dass Beta-Glucan auch hier das Immunsystem unterstützt, wurde festgestellt, als Mäusen ein Antigen, also ein fremdes Eiweiß, gegen welches das Immunsystem Antikörper bildet, injiziert wurde – einmal mit und einmal ohne Beta-Glucan. Zwei Wochen später wurde gemessen, wie viele spezifische Antikörper sich im Blut der Mäuse befanden. Ergebnis: Im Blut der Mäuse, die neben dem Antigen auch Beta-Glucan erhalten hatten, fanden sich deutlich mehr Antikörper (Vetvicka 2007). Dies zeigt, dass Beta-Glucan offenbar nicht nur die unspezifische, sondern auch die spezifische Immunabwehr adressiert.

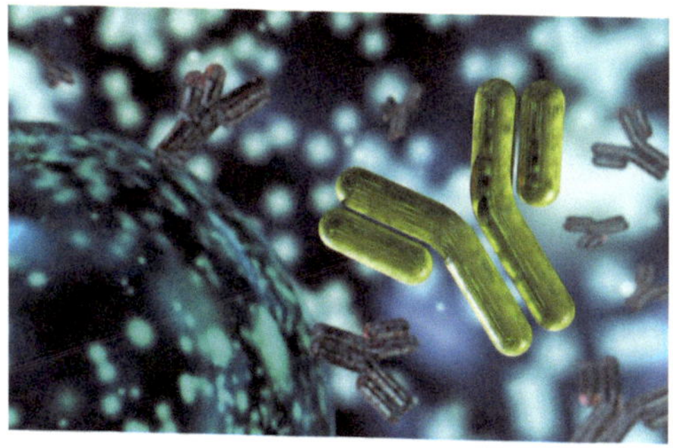

Beta-Glucan stimuliert auch die Bildung von Antikörpern.

Beta-Glucan aktiviert nicht nur die Makrophagen, damit sie maximale Leistung bringen können, wie wir eben gesehen haben, es kann sogar noch mehr: Beta-Glucan fördert darüber hinaus auch die Produktion der Vorläuferzellen der Immunzellen, also der Stammzellen der Immunzellen im Knochenmark. Zwar findet ein stetiger Einstrom von neuen Immunzellen aus dem Knochenmark statt, aber die Produktion ist letztlich begrenzt. Und hier unterstützt Beta-Glucan, indem es die Produktion von Stammzellen im Knochenmark so intensiv stimuliert, dass schneller neue Immunzellen ins Blut und damit in die einzelnen Organe im gesamten Körper einströmen. Dieser Umstand ist nicht nur unter normalen Bedingungen sinnvoll, um den Körper gegen potenzielle Eindringlinge zu wappnen – denn wir werden permanent von Bakterien, Viren, Pilzen und Parasiten attackiert –, sondern vor allem auch dann, wenn der Körper unter extremem Stress steht, zum Beispiel bei einer Krebserkrankung. Dann nämlich ist der Einstrom neuer Immunzellen aus dem Knochenmark wegen der starken Überbeanspruchung und Ermüdung des Immunsystems und aufgrund von aggressiven Behandlungsmethoden wie Strahlen- oder Chemotherapie noch einmal verringert. Auch andere äußere Faktoren wie Stress, hohe körperliche, sportliche oder seelische Belastung, UV-Strahlung, verschriebene oder in der Nahrung enthaltene Antibiotika, Umweltgifte und elektromagnetische Strahlung setzen unser Immunsystem unter Druck. Gerade bei einer dauerhaften und starken Überbeanspruchung unseres Immunsystems ‚ermüden' die Makrophagen, d.h., sie werden nicht mehr ausreichend aktiviert und ihre Zahl schrumpft. Beta-Glucan unterstützt unser Immunsystem also in zweifacher Hinsicht: Erstens erhöht es die Zahl der in die Immunreaktion involvierten Zellen und zweitens aktiviert es die Immunzellen selbst, so dass diese ihre Aufgaben effektiv erfüllen können.

WIRKUNGEN VON BETA-GLUCAN AUF DAS IMMUNSYSTEM

Unspezifische Abwehr

- Aktivierung von Makrophagen, Monozyten und Granulozyten
- Zunahme der Phagozytose
- Steigerung der Lysomfreisetzung
- Aktivierung des Komplementsystems
- Vermehrte Bildung von Akute-Phase-Proteine in der Leber
- Aktivierung der natürlichen Killerzellen
- Förderung der antioxidativen Schutzsysteme

Spezifische Abwehr

- Aktivierung und Stimulierung der Reifung der Lymphozyten
- Vermehrte Freisetzung von Botenstoffen (Zytokine) wie IL-1, IL-6, Tumornekrosefaktor
- Steigerung der Antikörperproduktion

Unterstützung antioxidativer Schutzsysteme

Die zweite Säule der Wirkung von Beta-Glucan auf unser Abwehrsystem betrifft die Unterstützung der körpereigenen antioxidativen Schutzsysteme. Der Begriff ‚antioxidativ' begegnet uns seit einigen Jahren immer häufiger, sei es in der Anti-aging-Kosmetik oder bei Rezepten für Super-Food-Smoothies. Was bedeutet das eigentlich konkret? Unser Körper wird ständig von sogenannten ‚Freien Radikalen' attackiert. Dabei handelt es sich um sauerstoffhaltige Moleküle, die extrem instabil sind, weil ihnen ein Elektron fehlt. Um sich dieses fehlende Elektron zu beschaffen, gehen sie sehr radikal vor und klauen den nächstbesten Zellen wie z.B. den Molekülen der Zellmembran oder der DNA dieses benötigte Elektron. Die Folge: Diese Zellen werden geschädigt, sie oxidieren. Bei einem Apfel kann man diesen Oxidationsprozess sehr gut beobachten: Schneidet man ihn an, wird er relativ schnell braun.

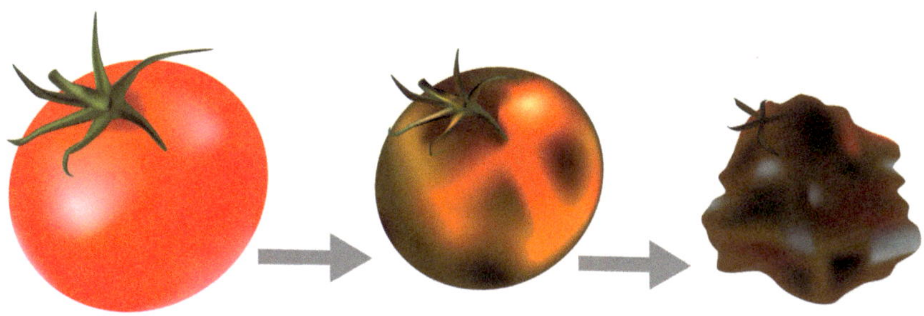

Oxidativer Stress

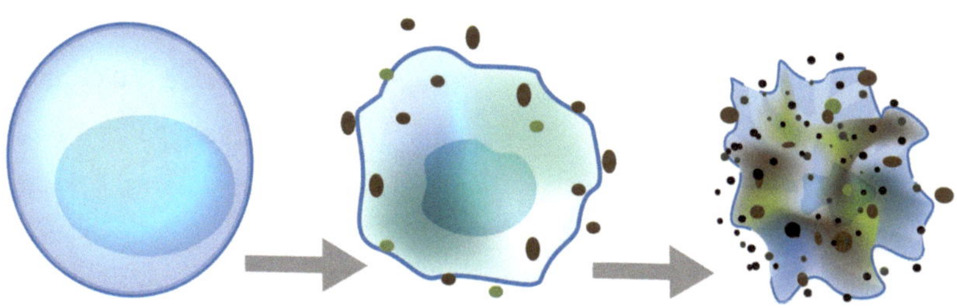

Normale Zelle — Zelle wird von Freien Radikalen angegriffen — Zelle mit oxidativem Stress

Freie Radikale entstehen durch Umwelteinflüsse wie Belastungen durch Umweltgifte, Strahlung, Feinstaub, Rauchen, Alkohol, Medikamente, schlechte Ernährung usw., aber auch durch Vorgänge, die sich im Körper selbst abspielen (z.B. bei Erkrankungen). Der Körper produziert Freie Radikale auch selbst. Allein durch das Atmen (wir atmen ja Sauerstoff ein) entstehen Unmengen an Freien Radikalen. Der Körper braucht sie, um Krankheitserreger einzudämmen. Denn Freie Radikale greifen natürlich nicht nur gesunde Körperzellen, sondern auch Bakterien oder Viren an (ähnlich wie Antibiotika nicht nur krankmachende, sondern auch nützliche Bakterien abtöten und so die Darmflora beeinträchtigen). Außerdem ist eine gewisse Menge an Freien Radikalen notwendig, damit unser Körper seine antioxidativen Schutzsysteme trainieren kann.

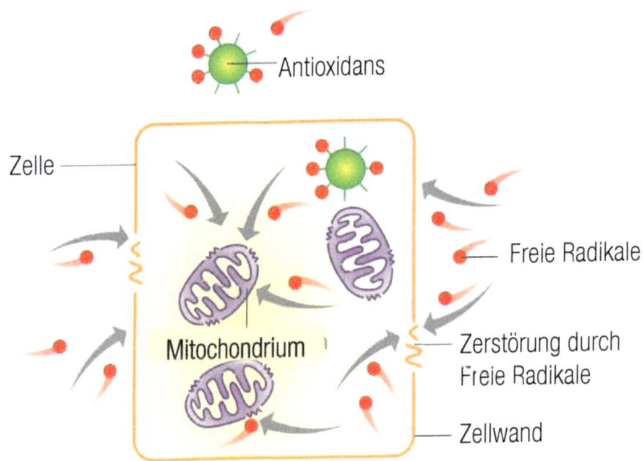

Neutralisierung Freier Radikaler durch Antioxidantien

Und da wären wir wieder bei der Immunabwehr: Freie Radikale dürfen natürlich nicht grundsätzlich verteufelt werden. Allerdings hat die Belastung durch Freie Radikale in den letzten Jahrzehnten infolge der vermehrten Umweltverschmutzung und der immer ungesünderen Ernährung deutlich zugenommen. Und je höher die Belastung durch Freie Radikale, desto größer die Schädigung der Zellen und die damit verbundene Gefahr der vorzeitigen Alterung und der Entstehung von Krankheiten.

Um die Zahl der Freien Radikalen im Rahmen zu halten, steuert der Körper über zwei grundlegende Mechanismen dagegen. Zum einen über die Ernährung. Vor allem Obst und Gemüse enthalten eine Vielzahl von Mikronährstoffen und Sekundären Pflanzenstoffen, die als Antioxidantien gelten, also Freie Radikale neutralisieren. Zu den Top-Antioxidantien gehören beispielsweise Vitamin C und E, Zink und Selen, Anthocyane aus roten Früchten, Sulforaphan aus Brokkoli sowie Carotinoide wie z.B. Beta-Carotin aus Karotten und Lycopin aus der Tomate. Der zweite Mechanismus sind körpereigene Entgiftungssysteme des Körpers, mit denen Freie Radikale zu Wasser umgewandelt werden. Dafür werden die Stoffe zunächst mit Hilfe von Enzymen in reaktionsfreudige Produkte umgewandelt (die sogenannte Entgiftung ‚Phase-I'). In einem zweiten Schritt werden dann diese Stoffwechselprodukte mit Stoffen wie Glutathion u.a. verknüpft, damit sie leichter über die Galle oder den Urin ausgeschieden werden können (Entgiftung Phase-II). Zu diesen Entgiftungsenzymen gehören zum Beispiel auch Katalase oder Superoxiddismutase. Immunzellen enthalten viel mehr Antioxidantien als andere Zellen. Das zeigt, dass unser Immunsystem stark von dem Gleichgewicht zwischen Oxidation und Antioxidation anhängt. Insofern spielen Antioxidantien für ein funktionsfähiges Immunsystems eine entscheidende Rolle.

Wie verhält es sich nun mit Beta-Glucan? Beta-Glucan unterstützt den zweiten Mechanismus, also die körpereigenen antioxidativen Schutzsysteme. Die Beta-Glucan-Fragmente gelangen wie oben beschrieben über das lymphatische Gewebe in der Darmschleimhaut in den gesamten Organismus und können dann sowohl systemische (also den ganzen Körper betreffende) als auch organspezifische Wirkungen entfalten (William 1999, Chan 2009). Und hierzu gehört eben auch die Expression von antioxidativ wirksamen Enzymen wie der Gluthathionperoxidase oder der Superoxiddismutase und die Steigerung von deren zellulärer Aktivität (König 1999). So konnte, zum Beispiel in Zellversuchen protektive Effekte von Beta-Glucan in Bezug auf den oxidativen Stress auf Leberzellen (Hepatocyten) nachgewiesen werden (Horvatova 2008). In einer anderen Studie wurden die antioxidative Wirkung von Beta-Glucan mit der von Tocoperol (Vitamin E), einem der stärksten Antioxidantien, verglichen. Das verblüffende Ergebnis: Beta-Glucan wirkte sich ähnlich positiv auf die Lipid-Peroxidation aus wie dieses antioxidative Vitamin (Babincova 2002). Diese Eigenschaft ist auch ein Faktor, der bei der antikanzerogenen Wirkung von Beta-Glucan zum Tragen kommt (Kogan 2008).

Antientzündliche Wirkung

Auch die antientzündliche und krebshemmende Wirkung von Beta-Glucanen hängt damit zusammen, dass sie die Makrophagen stimulieren, die an der permanenten Entgiftung des Körpers und der Darmflora beteiligt sind, und eine anti-infektiöse und tumor-protektive Funktion haben. Zur Erinnerung: Beta-Glucan dockt an bestimmte Rezeptoren der Makrophagen an und löst damit die Absonderung (Sekretion) von antientzündlichen Botenstoffen (Zytokinen) aus. Dies fördert nicht nur spezifische – auf bestimmte Erreger bezogene – Immunreaktionen, sondern verbessert auch die systemische – also den gesamten Körper betreffende – Immunfunktion. Letzteres ist vor allem in der Krebsbehandlung von Bedeutung (Batbayar S. 2012).

Aber nicht nur die Makrophagen werden von Beta-Glucan adressiert. Studien zeigen, dass Beta-Glucan darüber hinaus auch andere Immunzellen, nämlich die neutrophilen Leukozyten, aktiviert (Tsikitis 2004). Was heißt das konkret? Bei einer bakteriellen Infektion sind die Neutrophilen die entscheidenden Immunzellen. Sie gelangen zuerst an den Ort einer Infektion, weil sie durch bestimmte Blutproteine (sog. Chemoattractants) zur Hilfe gerufen werden. Je mehr Neutrophile möglichst schnell an den Ort dieser bakteriellen Infektion gelangen, desto besser kann diese eingedämmt werden. Und jetzt kommt das entscheidende: Beta-Glucan ist in der Lage, an die CR3-Rezeptoren dieser Neutrophilen anzudocken und dadurch das bakterienvernichtende Potenzial der Neutrophilen zu erhöhen (s. Abb.)

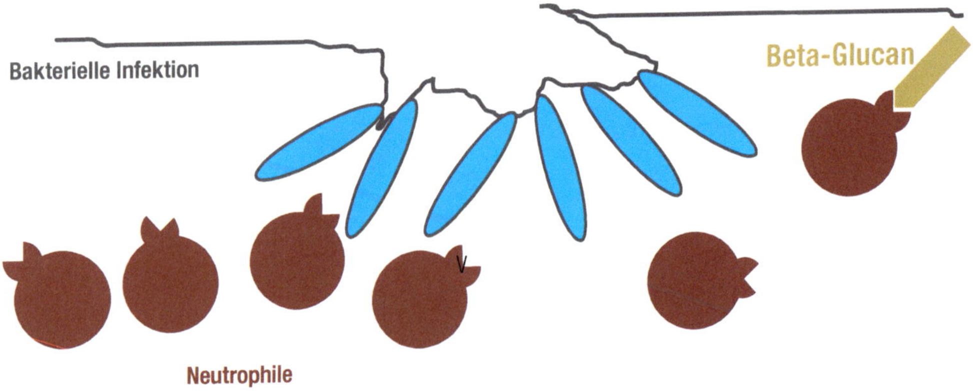

Beta-Glucan aktiviert die Neutrophilen, also Immunzellen, die bakterielle Infektionen bekämpfen.

Dies konnte zum Beispiel mit einer Studie an Mäusen mit einer durch das Bakterium E. coli künstlich hervorgerufenen Bauchfellentzündung (Peritonitis) gezeigt werden. Die Mäuse erhielten fünf Tage vorher entweder 150 mg Beta-Glucan pro kg Gewicht oder ein Placebo (Dextrose). Ergebnis: Bei den Beta-Glucan-Mäusen hatte sich die Zahl der neutrophilen Immunzellen deutlich erhöht, deren Phagozytose (also Vernichtung) der pathogenen E-coli-Bakterien war erheblich besser als bei den Placebo Mäusen. Dies zeigt, dass Beta-Glucan nicht nur die Makrophagen aktiviert, sondern auch die neutrophilen Leukozyten, die vor allem bei der Bekämpfung pathogener Bakterien beteiligt sind (Williams 1988). So verbessert Beta-Glucan die Infektionsabwehr, indem es einer durch bakterielle Endotoxine verursachten übermäßigen Entzündungsreaktion vorbeugt. Dies ist besonders wichtig bei postoperativen Infektionen, die häufig durch pathogene Bakterien ausgelöst werden. Spätere Humanstudien haben gezeigt, dass postoperative Infektionen durch Beta-Glucan im Vergleich zu Placebos um bis zu 40 Prozent verringert werden konnten – so bei Operationen im kardiovaskulären, gastro-intestinalen, abdominalen Bereich und bei Thorax-Operationen. Hierauf gehen wir weiter unten noch genauer ein.

Beta-Glucan ist also die erste bekannte Substanz, die sowohl virale als auch bakterielle Infektionen bekämpft! Die antibakterielle Wirkung wurde übrigens erst kürzlich wieder mit neuesten Methoden nachgewiesen (Kahn 2016). Weil Beta-Glucan in der Lage ist, die Wirkung von Immunzellen zu beeinflussen, wird es in der Fachliteratur auch als ‚Biological Response Modifier' bezeichnet, also als Immunmodulator (Novak). Das heißt, es kann sowohl stimulierend als auch restaurierend oder supprimierend wirken. Beta-Glucan fungiert also als Adaptogen für endogene (z.B.

durch chronische Erkrankungen bedingte) und exogene (also umweltbedingte) Stressoren. Daher können Beta-Glucane sowohl bei Immunschwäche als auch bei überschießenden Immunreaktionen (bei Allergikern und Autoimmunerkrankungen) eingesetzt werden.

Die verschiedenen Beta-Glucane unterscheiden sich erheblich in Bezug auf ihre Fähigkeit, das Immunsystem zu modulieren. Die höchste immunmodulatorische Aktivität auf die Immunantwort hat dabei offenbar das Beta-Glucan aus Pilzen, konkret aus dem kleinsten Pilz der Welt, dem Hefepilz. So wurde das Beta-1,3/1,6-Glucan aus den Zellwänden von Hefe bisher am gründlichsten wissenschaftlich untersucht und scheint die größte Wirksamkeit zu haben (Petravic-Tominac 2010). Aber auch die gute Wirkung der aus Vitalpilzen wie Shiitake, Schizophyllan und Coriolus versicolor gewonnenen Beta-Glucane ist beeindrukkend.

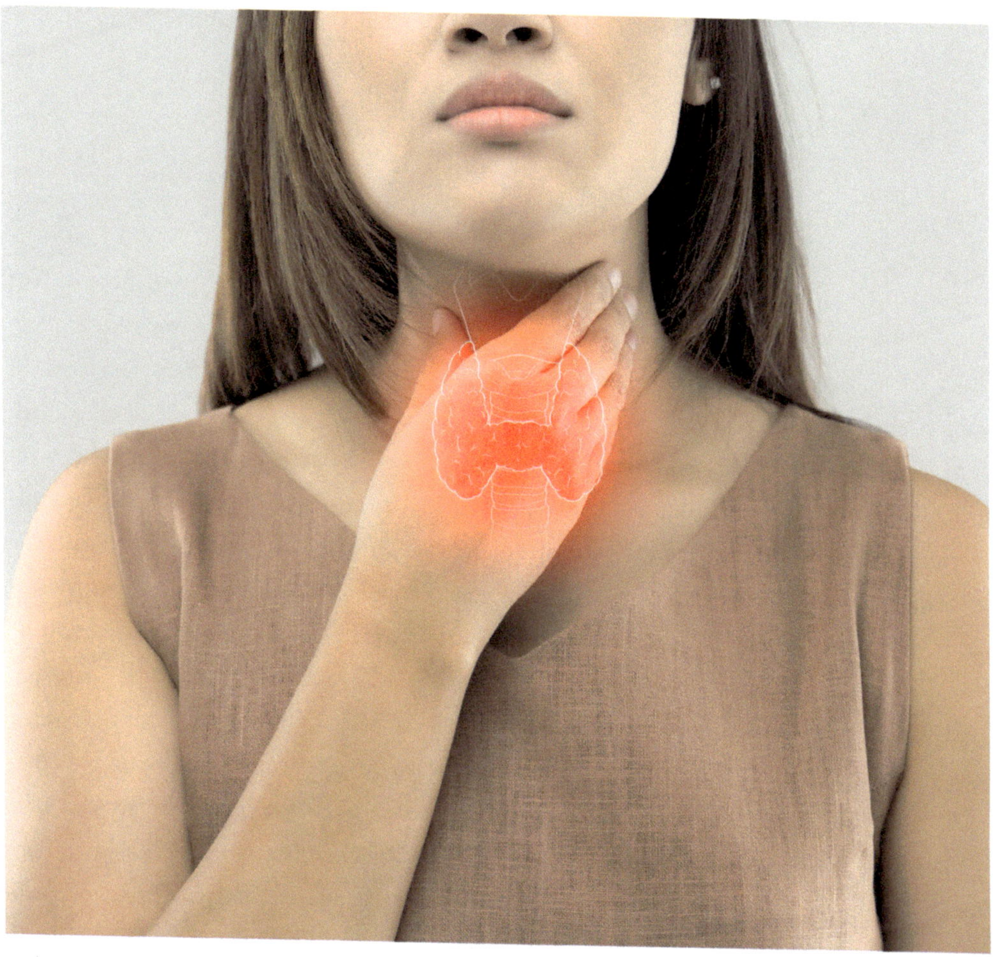

Beta-Glucan unterstützt sowohl bei bakteriellen als auch bei viralen Infektionen.

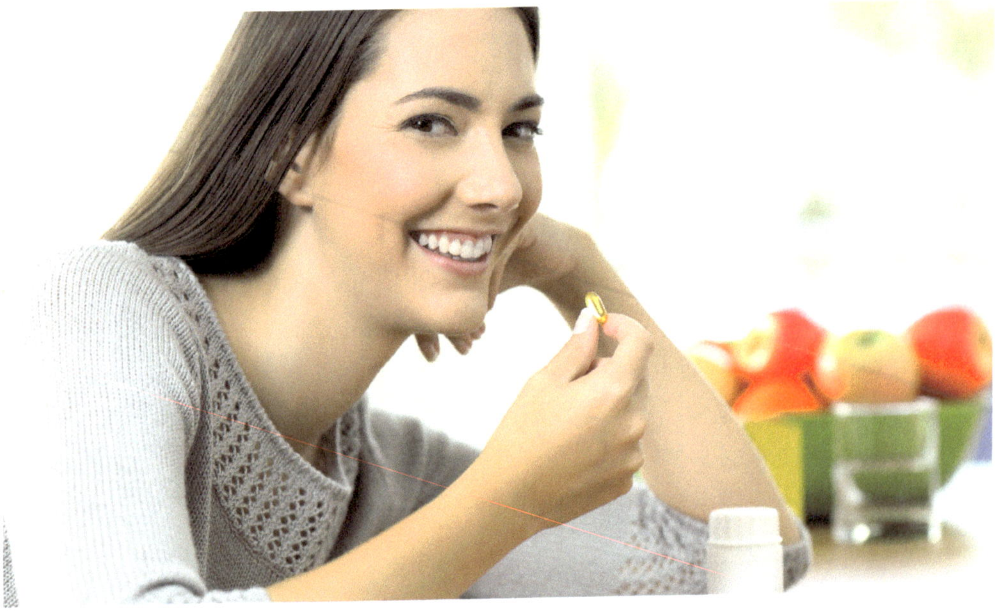

Anwendungsgebiete

Nachdem wir erfahren haben, auf welchen Wegen Beta-Glucan unser Immunsystem unterstützt, wollen wir uns nun den konkreten Anwendungsgebieten zuwenden: Bei welchen Erkrankungen ist es sinnvoll, Beta-Glucan vorbeugend oder als begleitende Therapiemaßnahme einzusetzen. Wer sollte Beta-Glucan einnehmen? Natürlich musste ich nach der Sichtung der zahlreichen zu Beta-Glucan vorliegenden Studien eine Auswahl treffen und kann bei der Vorstellung dieser Studien nur Zusammenfassungen liefern. Es hätte den Umfang dieses Buches gesprengt, wenn ich jede der zu Beta-Glucan vorliegenden Studie ausführlich dargestellt hätte.

Auf der Basis dieser bisher vorliegenden Studienergebnisse und Erfahrungsberichte von Ärzten und Kliniken weltweit möchte ich an dieser Stelle Beta-Glucan nicht nur grundsätzlich allen zur Prävention empfehlen, sondern diese faszinierende Substanz auch all denjenigen ans Herz legen, die von den im Folgenden aufgeführten Erkrankungen betroffen sind. Natürlich kann Beta-Glucan diese Krankheiten nicht heilen. Aber wegen seiner positiven Wirkung auf das Immunsystem – in seiner Eigenschaft als ‚Immunmodulator' – unterstützt es die Selbstheilungskräfte unseres Körper und hilft ihm so, besser mit den tagtäglich auf unseren Körper einwirkenden Herausforderungen in Form von pathogenen Bakterien, Viren, Pilzen, Parasiten und entarteten Zellen fertig zu werden.

Prävention und Immunschwäche

Eine ausgebrochene Krankheit zu heilen, ist viel schwieriger und mühsamer, als sie durch eine wirksame Prävention zu verhindern. Dies gilt in besonderem Maße für Krebs. Daher empfehle ich die Einnahme von Beta-Glucan grundsätzlich als Prophylaxe. Denn Studien haben gezeigt, dass sich bei gesunden Personen das Speichel-IgA erhöhte (Samuelsen 2014). Das Immunglobulin A (IgA) ist ein Antikörper, der vorwiegend in den externen Körperflüssigkeiten vorkommt und dort eine bedeutende Abwehrbarriere gegen Krankheitserreger bildet.

Besonders sinnvoll ist die Prävention mit Beta-Glucan natürlich ab einem Alter von ca. 40 Jahren, denn ab diesem Alter nimmt die Funktionsfähigkeit des Immunsystems langsam ab. Je älter man wird, desto schwerer wird der Körper mit Erregern und entarteten Zellen fertig. Dies zeigt sich in der größeren Anfälligkeit für Infektionen sowie einer höheren Anzahl an Tumoren bei älteren Menschen. Gründe dafür sind vermutlich, dass die Knochenmarkreserve und die Funktion der T-Lymphozyten im Laufe der Zeit abnehmen, während die Zahl der Autoantikörper, die also gegen das eigene Gewebe gerichtet sind, zunimmt. Eine der Theorien des Alterns, die sogenannte Immun- oder auch Netzwerktheorie, sieht die Ursache des Alterns vor allem in der Abnahme der Schlagkräftigkeit körpereigener Abwehrsysteme. Wer also eine lange Lebensdauer erreichen will, sollte darauf achten, seine Immunfunktionen immer auf einem möglichst hohen Niveau zu halten. Neben den gängigen Empfehlungen für viel Bewegung, ausreichend Schlaf und eine gesunde Ernährung kann Beta-Glucan sicher ein weiterer sinnvoller Baustein dafür sein.

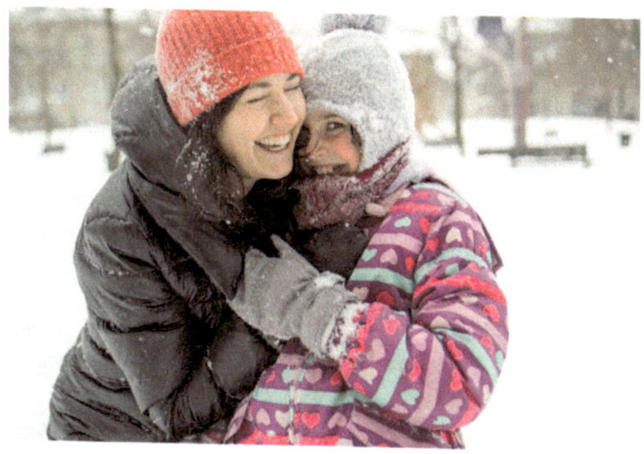

Vor allem im Winter steht unser Immunsystem besonders unter Druck.

Das Immunsystem wird durch viele widrige Umstände herausgefordert. Dazu gehören schlechte Ernährung (viele raffinierte Lebensmittel, Konservierungsstoffe, E-Stoffe), Nikotin, Alkoholgenuss und Drogenmissbrauch, Gift- und Strahlenbelastung, negativer Stress, Schwermetalle, Einnahme von Medikamenten und Umweltbelastungen (Pestizide, Luft/Feinstaub). Für Menschen, deren Immunsystem durch diese Faktoren besonders unter Druck steht, also Raucher, Stressgeplagte, Menschen, die in erhöhtem Maße negativen Umwelteinflüssen (Strahlung, Giftstoffe usw.) ausgesetzt sind, und solche, die sich einseitig ernähren, ist eine Prophylaxe mit Beta-Glucan grundsätzlich zu empfehlen. Auch bei Sportlern, die intensiv trainieren, oder Menschen, die harten körperlichen Belastungen ausgesetzt sind (wie Soldaten oder in Berufen wie z.B. Gerüstbauer, Bergleute und Gärtner), wird das Immunsystem besonders gefordert.

Nicht zuletzt ist Beta-Glucan auch für alle diejenigen gut zur Prophylaxe geeignet, die eine Infektanfälligkeit oder eine Neigung zu Allergien, Herpes, Fibromyalgie oder verzögerter Wundheilung haben. Auch Personen aus Risikogruppen wie Diabetiker oder Menschen mit chronischen Erkrankungen profitieren von der Prävention mit Beta-Glucan. Gleiches gilt für alle, die familiär vorbelastet sind, d.h., wenn Blutsverwandte unter Autoimmunerkrankungen, Krebs oder anderen Erkrankungen leiden oder litten. So konnte u.a. bei übergewichtigen Personen (die besonders gefährdet sind, da Fettzellen vermehrt entzündliche Botenstoffe produzieren) festgestellt werden, dass der Spiegel der antientzündlichen IL-10-Botenstoffe sich durch Hefe-Beta-Glucan erhöhte. Bei allergischen Patienten konnten positive Veränderungen der immunologischen Parameter und bei Krebspatienten eine Aktivierung der im Blut zirkulierenden Immunzellen der Monozyten durch die Gabe von Hefe-Beta-Glucan festgestellt werden (Samuelsen 2014).

Erkältungskrankheiten

Ein Anwendungsgebiet, das uns alle betrifft, sind die Erkältungskrankheiten. Besonders in der kalten und nassen Jahreszeit, wenn man es überall wieder husten und schnäuzen hört, denkt man sich: Hoffentlich geht der Kelch an mir vorüber. Erwachsene leiden jedes Jahr an etwa zwei bis vier Infektionen der oberen Atemwege, meist im Winter. Die Chance, dass man sich erkältet, hängt zu einem beträchtlichen Teil davon ab, wie gut unser Immunsystem funktioniert. Nun gibt es immer wieder Stimmen – insbesondere aus Kreisen, die der Naturheilkunde kritisch gegenüberstehen – die behaupten, es gäbe keine Substanzen, die vor Erkältungen schützen oder deren Dauer und Intensität verringern könnten. Die heiße Zitrone oder der Kamillentee – , das sei alles Quatsch. Die Studienlage ist in der Tat sehr dünn und es gibt wissenschaftlich betrachtet wenige Substanzen, die bei Erkältungen wirksam sind (nicht umsonst gibt es bisher kein Medikament gegen Schnupfen). Man kann aber davon ausgehen, dass diese Kritiker noch nie etwas von Beta-Glucan gehört haben. Zu dieser Natursubstanz gibt es nämlich sehr wohl mehrere klinische Studien, die zeigen konnten, dass Beta-Glucan unseren Körper dabei hilft, sich besser gegen Erkältungskrankheiten zu wappnen. Humanstudien haben gezeigt, dass oral verabreichtes Beta-Glucan aus Hefe die Anfälligkeit als auch die Häufigkeit von Infektionen der oberen Atemwege deutlich reduziert (Samuelsen 2014).

So wurde in einer Placebo-kontrollierten, doppelblinden, randomisierten klinischen Studie untersucht, welche Auswirkungen Hefe-Beta-Glucan zum einen auf die Häufigkeit von Erkältungen hat und zum anderen, wie sich Beta-Glucan auf die Erkältungssymptome im Vergleich zu einem Placebo auswirkt. Dazu wurde 100 gesunden Teilnehmern, die unter häufig wiederkehrenden Infekten litten, randomisiert, d.h. zufällig, über einen Zeitraum von 26 Wochen entweder ein Placebo oder ein Hefe-Beta-Glucan-Präparat gegeben. Die Probanden mussten jede Erkältung in einem Tagebuch dokumentieren und in Bezug auf sechs vordefinierte Symptome auf einer 3-Punkt-Rating-Skala während der Erkältung bewerten. Was ist dabei herausgekommen? Insgesamt wurden 171 Erkältungen dokumentiert: 38 von 76 Patienten in der Beta-Glucan-Gruppe und 48 von 96 Patienten in der Placebo-Gruppe. Das heißt, in der Beta-Glucan-Gruppe hatten deutlich weniger Patienten eine Erkältung als in der Placebo-Gruppe. Hinzu kommt, dass die typischen Erkältungssymptome wie „Halsschmerzen und/oder Schwierigkeiten beim Schlucken", „Heiserkeit und/oder Husten" und „laufende Nase" im Gegensatz zum Placebo bei der Beta-Glucan-Gruppe deutlich weniger häufig und intensiv auftraten. Die Forscher kamen zu dem Schluss, dass Hefe-Beta-Glucan eine prophylaktische, also vorbeugende, Wirkung auf das Auftreten von Erkältungskrankheiten hat. Zugleich kann die präventive Einnahme von Beta-Glucan dazu beitragen, dass nicht nur weniger Erkältungs-Symptome auftreten, sondern diese auch weniger stark ausgeprägt sind und schneller wieder abklingen (Graubaum 2012).

Eine weitere randomisierte, doppelblinde, Placebo-kontrollierte Studie mit 40 gesunden Personen während der Erkältungs- bzw. Grippesaison, die täglich 500 mg Beta-Glucan bzw. ein Placebo erhielten, kam zu folgendem Ergebnis: Zwar gab es keinen signifikanten Unterschied bei der Häufigkeit des Auftretens von Atemwegsinfektionen, aber die Lebensqualität (gemessen mit dem ‚Physical Component Summary Score,) war in der Beta-Glucan-Gruppe deutlich besser, der Fieber-Score war in der Beta-Glucan-Gruppe signifikant niedriger und im Gegensatz zur Placebo-Gruppe gab es in der Beta-Glucan-Gruppe keine Fehltage in Beruf oder Schule (Feldmann 2009).

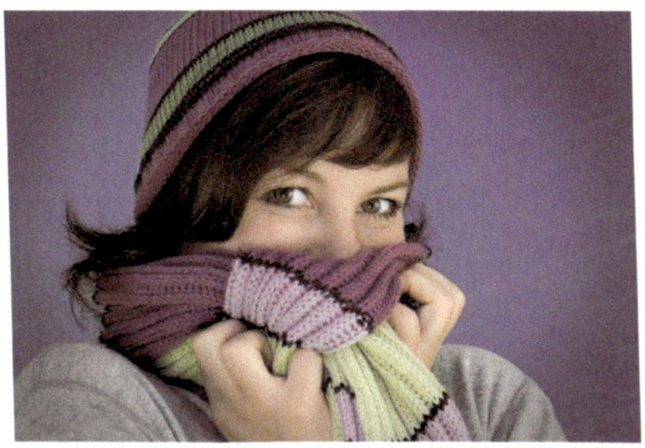

Beta-Glucan ist eine der wenigen Substanzen, die bei Erkältungen sinnvoll sind.

Diese positive Wirkung von Hefe-Beta-Glucan wurde auch noch mal in einer weiteren relativ aktuellen Placebo-kontrollierten, doppelblinden klinischen Studie bestätigt: Hier bekamen 162 gesunde Teilnehmer mit wiederkehrenden Infekten über einen Zeitraum von 16 Wochen entweder ein Placebo oder 900 mg einer Hefe Beta-Glucan-Zubereitung pro Tag. Die Probanden sollten jede auftretende Erkältung in einem Tagebuch dokumentieren und mithilfe von zehn vordefinierten Scores ihre Symptome während der Infektion bewerten. Die Probanden der Beta-Glucan-Gruppe hatten 25 Prozent weniger Erkältungen und der mittlere Symptom-Score war um 15 Prozent niedriger als in der Placebo-Gruppe. So gab es zum Beispiel in der Beta-Glucan-Gruppe deutlich weniger Schlafstörungen. Das Fazit der Studie: Mithilfe von Hefe-Beta-Glucan ist der Körper besser in der Lage, sich gegen eindringende (Erkältungs-)Erreger zu verteidigen (Auinger 2013).

Und noch eine ganz aktuelle doppelblinde, randomisierte, Placebo-kontrollierte Studie belegt die Wirkung von Hefe-Beta-Glucan auf Häufigkeit und Schwere der Infektionen der oberen Atemwege. 140 gesunde Männer und Frauen erhielten über 16 Wochen entweder ein Placebo oder 900 mg Hefe-Beta-Glucan täglich. Mithilfe von klinischen Analyseverfahren und eines Fragebogens wurde anschließend festgestellt, dass der Schweregrad der Erkältung gerade in den ersten Tagen – die im Allgemeinen durch unangenehme Abgeschlagenheit, Naselaufen und -jucken und Augentränen gekennzeichnet ist – bei der Beta-Glucan-Gruppe deutlich niedriger war. Zugleich konnte bei der Beta-Glucan-Gruppe ein deutlicher Anstieg des sogenannten Freudesubscore (Perceived Stress Questionnaire PSQ20) verzeichnen werden, d.h., der psychische Stress durch die Erkältung wurde von den Beta-Glucan-Nutzern als weniger stark empfunden. Zusätzlich kam es zu einer Senkung des systolischen und des diastolischen Blutdruckes. Zusammenfassend konnte diese Studie nachweisen, dass Beta-Glucan das Immunsystem unterstützt, indem es zwar keinen Einfluss auf die Häufigkeit, wohl aber auf die Schwere einer Erkältung, die Stimmung und den Blutdruck nimmt (Dharsonoa 2018).

Infektionen / entzündliche Erkrankungen

Beta-Glucan ist der bisher einzige bekannte Wirkstoff, der sowohl gegen bakterielle als auch virale Erreger wirksam ist. Daher ist er, wie wir eben gesehen haben, das ideale Therapeutikum bei einer Erkältung, da hier beide Erreger ursächlich sein können. Aber auch bei Grippe, Vogelgrippe, Schweinegrippe oder Dengue-Fieber hat Beta-Glucan positive Effekte. Beta-Glucan wurde auch bereits als Schutz vor Malaria, Pocken oder Anthrax erfolgreich eingesetzt. Vor diesem Hintergrund gibt es bereits Stimmen, die Beta-Glucan als „Antibiotikum der Zukunft" ansehen.

Bakterielle und Protozoeninfektionen

Es liegen bereits zahlreiche Studien vor, nach denen Beta-Glucan einen wirksamen Schutz vor Infektionen darstellt. In verschiedenen experimentellen Modellen hat sich Beta-Glucan gegen bakterielle Infektionen und gegen Protozoeninfektionen, also durch einzellige Parasiten wie Sporentierchen oder pathogene Hefen ausgelöste Infektionen, als wirksam erwiesen. Im experimentellen Tierversuch gab es faktisch keine Art von Infektion, die gegen eine Behandlung mit Beta-Glucan resistent war! Alle zu nennen, würde den Rahmen des Buches sprengen, daher seien hier nur einige Beispiele für Erreger genannt, bei denen Beta-Glucan positive Effekte erzielen konnte:

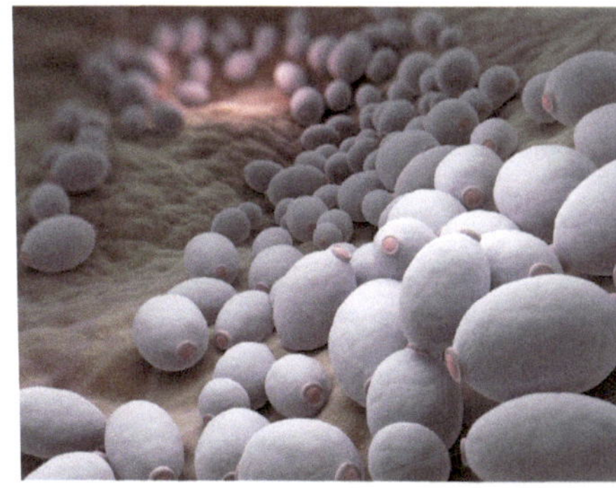

Beta-Glucan aus Hefe ist ein aktiver Schutz gegen den pathogenen Hefestamm Candida albicans.

» **Leishmania major u. donovani** – Erreger der Leishmaniose, einer durch Sandmücken von Hund, Nagern oder Fuchs übertragenen Infektionskrankheit, die zu schlimmen Gewebeschäden an der Haut (beim L. major) oder an inneren Organen (L. donovani) führt (Al Tuwaijri 1987, Cook 1983).

» **Candida albicans** – Der Irrglauben, bei einem Candida albicans dürfe man keine Hefe verzehren, hält sich immer noch hartnäckig. Dabei wurde schon sehr früh erkannt, dass der Hefestamm Saccharomyces cerevisiae pathogene Hefen wie z.B. Candida albicans im Darm verdrängt (Adam 1976, Müller 1990, Müller 1994). Hinzu kommt, dass der Hefebestandteil Beta-Glucan einen aktiven Schutz vor dem Befall durch den pathogenen Hefepilz Candida albicans darstellt (Bacon 1968, Nicoletti 1992).

» **Toxoplasma gondii** – Erreger der Toxoplasmose, einer durch Katzen übertragenen Infektion, die zwar von gesunden Menschen relativ problemlos bewältigt wird, aber für Schwangere bzw. deren ungeborenes Baby gefährlich werden kann (Bousquet 1988).

» **Streptococcus suis** – Gefürchteter Krankheitserreger beim Schwein, der aber auch für den Menschen gefährlich werden kann. So sind bereits mehrere hundert Menschen, die mit infizierten Schweinen in Berührung kamen, durch diese Streptokokken erkrankt, die Sterblichkeitsrate liegt beim Menschen bei rund sieben Prozent (Dritz 1995).

» **Plasmodium berghei** – Plasmodien sind einzellige Parasiten, zu denen auch die Malariaerreger gehören. Plasmodium berghei ist ein Malariaerreger bei Nagetieren (Kumar 1985).

» **Staphylococcus aureus** – Das Bakterium Staphylococcus aureus kommt fast überall in der Natur vor: in Nahrungsmitteln, in Gewässern und auch bei uns Menschen. Bei rund 25 bis 30 Prozent aller Menschen besiedelt es Haut und Schleimhäute der oberen Atemwege.

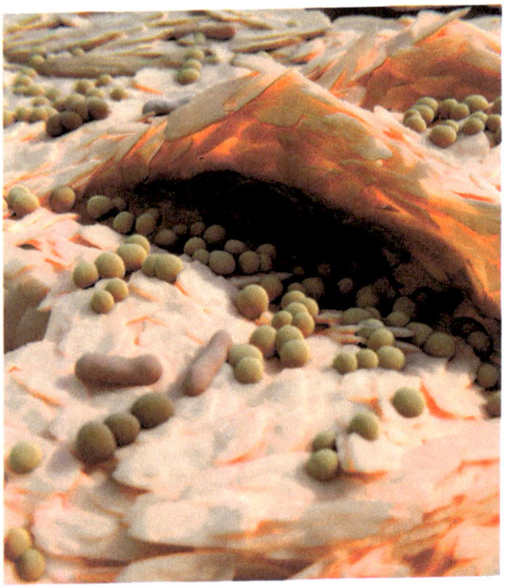

Staphylococcus-aureus-Bakterien können z.B. die Haut besiedeln und Entzündungen auslösen.

In der Regel löst es beim Menschen keine Krankheitssymptome aus. Anders allerdings, wenn das Immunsystem beeinträchtigt ist. Dann bekommt der Keim die Gelegenheit, sich auszubreiten, und es kann zu Krankheitserscheinungen wie Hautentzündungen, Muskelerkrankungen und in ungünstigen Fällen auch zu lebensbedrohlichen Erkrankungen wie Lungenentzündung, Endokarditis oder Sepsis kommen. Immer größer wird auch die Gefahr, dass diese Bakterien eine Multiresistenz gegen mehrere wichtige Antibiotika erwerben und dann besonders schwer zu eliminieren sind. Im Tierversuch konnte nachgewiesen werden, dass die Zufuhr von Beta-Glucan effektiv vor einer Infektion mit Staphylococcus aureus bzw. Kokzidien schützt, indem die Aktivität von Phagozyten signifikant erhöht wird (Liang 1998).

» **Escherichia coli** – Das Kolibakterium macht rund 0,1 Prozent der Darmflora aus und ist dort u.a. für die Produktion von Vitamin K verantwortlich. Die meisten Kolibakterien sind harmlos, aber es gibt auch viele pathogene Stämme, die zu den häufigsten Verursachern von menschlichen Infektionskrankheiten zählen. Insbesondere dann, wenn das Immunsystem geschwächt ist, kann E. coli wirksam werden. Unterschiedliche Stämme können für Harnwegsinfektionen oder Hirnhautentzündung bei Neugeborenen verantwortlich sein. Besonders häufig kommt es zu Durchfallerkrankungen durch E. coli mit 160 Millionen Fällen und sogar rund einer Million Todesfällen pro Jahr. Besonders gefährlich sind die enterohämorrhagischen Escherichia coli (EHEC). Auch chronisch-entzündliche Darmerkrankungen wie Morbus Crohn und Colitis ulcerosa werden mit E. coli in Verbindung gebracht, da die Schleimhaut der Betroffenen abnormal mit bestimmten E. coli Bakterien kolonisiert ist (Rasmussen 1991).

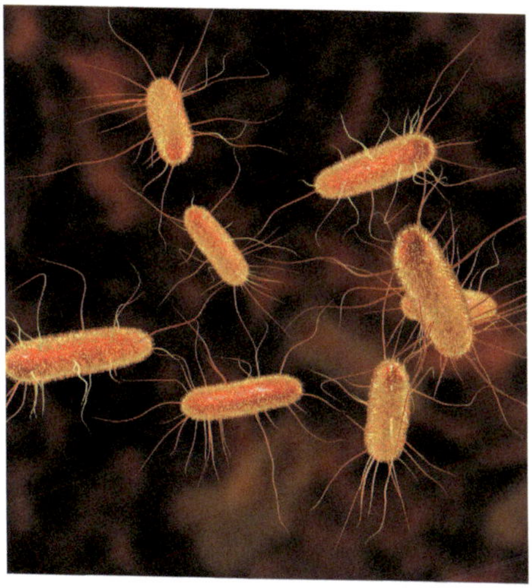

Escherichia-coli-Bakterien sind besonders häufig für Durchfallerkrankungen verantwortlich.

» **Mesocestoides corti** – Hierbei handelt es sich um einen Mäuseparasiten, der aber auch Hunden und Katzen schaden kann, wenn sie infizierte Nagetiere gefressen haben (White 1988).

» **Trypanosoma cruzi** – Dieser einzellige Parasit gelangt über den Zwischenwirt Raubwanze in den Blutkreislauf des Menschen und verursacht dort die sogenannte Chagas-Krankheit. Diese hauptsächlich in Mittel- und Südamerika verbreitete Infektionskrankheit bereitet vor allem Menschen mit geschwächtem Immunsystem und Kindern Probleme. Zuerst kommt es zu einem Ödem mit Entzündungserscheinungen (dem „Romana"-Zeichen) und später zu einer akuten Phase mit Symptomen wie Fieber, Durchfall, Atemnot. Unbehandelt kann die Chagas-Krankheit chronisch werden und sogar zum Tod führen (Williams 1989).

» **Eimeria vermiformis** – Dies ist ein Mäuse-Parasit, der Enterozyten (Darmzellen) infiziert und sich hauptsächlich im Dünndarm vermehrt. Dort führt die Infektion zu Durchfällen oder Blutungen. Eine Übertragung auf den Menschen ist nicht möglich (Yun 1998).

» **Bacillus anthracis** – Im Tierversuch wirkt Beta-Glucan sogar schützend vor dem aggressiven Milzbranderreger und kann im Fall einer Infektion den Bakterienbefall der Lunge verringern und das Leben verlängern. Im Versuch starben mit Anthrax infizierte Mäuse, die mit Antibiotika behandelt wurden, nach 10 Tagen während von den Mäusen, die mit Beta-Glucan behandelt wurden, 90 Prozent überlebten (Vetvicka 2002).

In einer koreanischen Tierversuchs-Studie wurde Mäusen Beta-Glucan verabreicht und die Wirkung mit synthetischen, antientzündlichen Medikamenten wie Diclophenac oder Dexamethasone verglichen. Ähnlich wie bei diesen Medikamenten konnten durch Beta-Glucan alle histologischen Charakteristika einer akuten Entzündung dosisabhängig reduziert werden. Dazu gehören die Erweiterung der Blutgefäße, ödematöse Veränderungen der Haut und die Verbreitung von entzündungsfördernden Zellen (Kim 2007).

Neben diesen experimentellen Tierstudien liegt auch eine Reihe von doppelblinden, Placebo-kontrollierten Humanstudien vor, die bei Patienten, die Beta-Glucan erhalten haben, signifikant weniger Infektionen, einen geringeren Bedarf an Antibiotika und kürzere Aufenthaltsdauer in Krankenhäusern nach sich zogen (Babineau 1994).

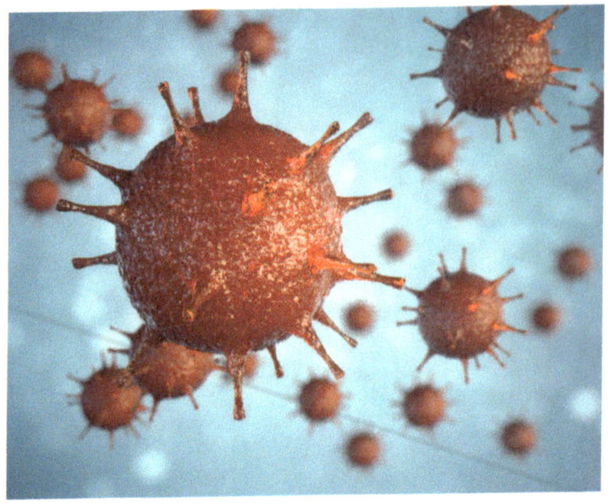

Beta-Glucan hat auch antivirale Effekte.

Virale Infektionen

Auch für virale Infektionen konnte in Tierversuchen eine protektive Wirkung von Beta-Glucan gezeigt werden, z.B. bei einer Herpes-simplex-Typ-II-Enzephalitis oder Hepatitis. Auch in Bezug auf die Schweinegrippe (Jung 2004) und Vogelgrippe (journalMED 2006) konnten Wissenschaftler eine Eindämmung der viralen Infektion durch die Gabe von Hefe-Beta-Glucan feststellen Es gibt sogar einige Daten aus Humanstudien, die auf positive Effekte bei HIV-Infektionen hinweisen (Itoh 1990). So konnte durch die Beta-Glucan-Gabe eine deutliche Hemmung viraler Aktivität bei HIV-Patienten beobachtet werden. In einer Placebo-kontrollierten Studie in San Francisco wurde bei HIV-Patienten nach der Gabe von Beta-Glucan ein Anstieg von CD4-Lymphozyten beobachtet. Die beste Wirkung wurde in Kombination mit anderen antiviralen Medikamenten erzielt (Gordon 1995).

Die genaue antivirale Wirkweise ist noch nicht erschöpfend untersucht. Man stellt zum Beispiel fest, dass Mäuse, die mit einem viralen Protein geimpft und mit Beta-Glucan behandelt wurden, anschließend einen deutlich höheren Antikörper-Titer hatten (Mohagheghpour 1995). Auch die antioxidative Wirkung von Beta-Glucan spielt bei den viralen Infektionen offenbar eine Rolle. So konnte zum Beispiel in einem Tierversuch gezeigt werden, dass diese für eine Verbesserung der Lebensdauer verantwortlich ist. Denn Beta-Glucan stimuliert die antioxidativen Schutzsysteme des Körpers wie die Aktivität der Enzyme Superoxiddismutase (SOD) und Katalase (CAT). Tiere, die mit einem hämorrhagischen Virus infiziert wurden (was zu schweren infektiösen Fiebererkrankungen führt, die mit Blutungen einhergehen), hatten eine deutlich höhere SOD- und CAT-Aktivität und eine 60-prozentige Überlebensrate, wenn sie mit Beta-Glucan vorbehandelt wurden. Bei der Gruppe, die nicht mit Beta-Glucan vorbehandelt wurde, lag die Überlebensrate nur bei 20 Prozent. Dies deutet darauf hin, dass Beta-Glucan entweder antivirale Eigenschaften besitzt oder antivirale Reaktionen des Körpers verstärkt (Kim 2009).

Postoperative Infektionen und Sepsis

Eine besondere Art der Infektion ist die Wundinfektion nach Operationen. Sie gehört zu den häufigsten Krankenhaus-Infektionen. Dies hängt damit zusammen, dass nach Operationen ein besonders großes Risiko für Infektionen besteht. Der Körper ist mit der Wundheilung beschäftigt und besonders anfällig. Neben den exogenen Risikofaktoren wie Hygienemängel, Verzicht auf Antibiotika bei Hochrisikoeingriffen und Dauer der Operation gehören u.a. ein höheres Lebensalter, schwere Begleitkrankheiten, Infektionen an anderen Körperstellen und vor allem eine Abwehrschwäche zu den Risikofaktoren. Bei einer solchen Wundinfektion treten Mikroorganismen in eine Wunde ein und verursachen eine lokale Entzündung. Diese postoperativen Infektionen können oft eine größere Gefahr für den Patienten sein als die Operation oder gar die zugrundeliegende Erkrankung selbst. In Deutschland kommt es Untersuchungen des Krankenhaus-Infektions-Surveillance-Systems (KISS) zufolge nach 1,65 Prozent aller Operationen zu Infektionen. Bei jährlich über 13 Millionen Operationen im stationären Bereich ereignen sich demnach über 220.000 postoperative Wundinfektionen. Rund 15.000 davon enden tödlich. Nicht umsonst legen Ärzte großen Wert darauf, dass der Patient ‚stark' genug für eine Operation ist. Es ist also ungemein wichtig, das Immunsystem von Patienten, die vor einer Operation stehen, zu stärken – insbesondere bei Patienten, die durch ihre Erkrankung besonders immungeschwächt sind, wie z.B. chronisch Kranke und Krebspatienten, die Zeichen einer ungenügenden Ernährung aufweisen. Es liegen mittlerweile viele klinische Studien vor, die zeigen, dass Beta-Glucan postoperativ vor Infektionen schützen und dadurch den Antibiotikabedarf verringern kann.

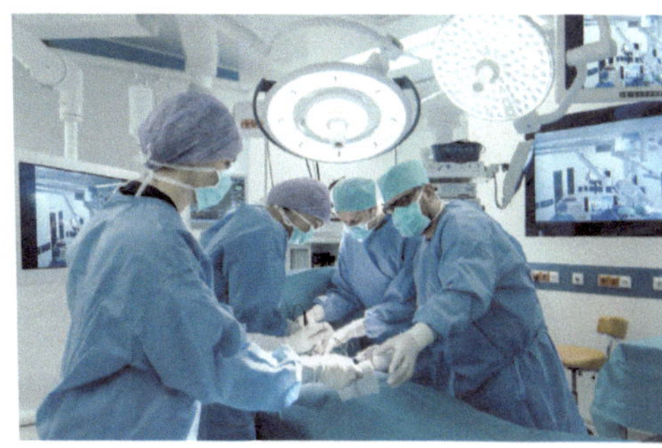

Nach Operationen ist die Gefahr bakterieller Infektionen besonders hoch.

So konnte im Rahmen von Tierversuchen gezeigt werden, dass eine Beta-Glucan-Vorbehandlung Entzündungsreaktionen abschwächt und gegen Ischämie-Reperfusionsschädigung schützt. Eine Ischämie ist eine lokale Sauerstoff-Unterversorgung eines Gewebes oder eines Organs, die z.B. bei einem Herzinfarkt oder einem Schlaganfall, aber auch bei Operationen auftritt, wenn das Organ kurzfristig von der Blutversorgung abgeschnitten ist wie bei einer Organtransplantation. Sobald dieser Verschluss (Reperfusion) aufgehoben wird und die Zellen wieder mit Sauerstoff versorgt werden, steigt der oxidative Stress in diesen Zellen massiv an, was Schädigungen des Gewebes und eine Übersäuerung (Azidose) zur Folge haben kann. Der Schutz vor solchen Schäden durch Beta-Glucan wurde in einer skandinavischen Studie auch für den Menschen bestätigt: 21 Patienten, bei denen eine koronare Bypass-Operation geplant war, wurde oral Beta-Glucan gegeben. Gruppe 1 erhielt 700 mg und eine zweite Gruppe 1.400 mg an fünf aufeinanderfolgenden Tagen vor der Operation. Die dritte Gruppe erhielt ein Placebo. Mithilfe von Blutproben wurden vor der Operation und am ersten, dritten und fünften Tag nach der Operation verschiedene spezifische Werte gemessen. So war zum Beispiel das Enzym Creatinkinase-Isoenzym MB, ein Marker für einen Herzinfarkt, am Tag nach der Operation in der zweiten Gruppe mit der höchsten Beta-Glucan-Gabe signifikant niedriger als in den anderen beiden Gruppen. Auch das Troponin T war in der Gruppe 2 niedriger als in den Kontrollen. Ein erhöhter Troponin-Wert im Blut ist ein Anzeichen für einen Herzmuskelschaden. Man kann daraus schlussfolgern, dass Beta-Glucan bei einer Bypass-Operation Patienten vor Ischämie und Reperfusionsschäden schützen kann (Aarsaether 2006).

Auch die Sepsis, die umgangssprachlich als Blutvergiftung bezeichnet wird, ist eine der häufigsten und zugleich gefährlichsten Komplikation nach Operationen. Mindestens jeder dritte Patient stirbt daran. Offenbar kann Beta-Glucan auch dieses Risiko verringern. Eine doppelblinde Placebo-kontrollierte Studie an Trauma-Patienten hat gezeigt, dass das Risiko, an einer Sepsis nach einer Operation zu sterben, bei vorheriger Einnahme von Beta-Glucan deutlich geringer ist. Nicht nur die Gesamtsterblichkeit war in der Beta-Glucan-Gruppe deutlich geringer (0 Prozent versus 29 Prozent), auch die Gefahr, an einer Sepsis zu sterben, war durch die Beta-Glucan-Therapie deutlich niedriger (9,5 Prozent gegenüber 49 Prozent). Beta-Glucan hatte die Immunabwehr dieser Patienten verbessert. So stieg bei den Patienten, die Beta-Glucan bekommen hatten, die Konzentration der Interleukine 1 (IL-1) stärker. Diese Interleukine sind wichtig für die Kommunikation der Immunzellen untereinander und helfen bei einer besseren Immunabwehr. Auch wurden bei den Makrophagen die Produktion von Substanzen wie Wasserstoffperoxid (H_2O_2) angeregt, die nicht nur direkt pathogene Bakterien abtöten, sondern B-Lymphozyten stimulieren, mehr Antikörper zu produzieren (Browder 1990).

Als einen der Sepsis zugrunde liegenden Mechanismus vermutet man zudem oxidative Schäden der Organe, die durch eine vermehrte Entstehung freier Sauerstoffradikale verursacht wird. Dass Beta-Glucan offenbar in der Lage ist, vor Sepsis-induzierter Organschädigung durch freie Sauerstoffradikale zu schützen, konnte in einem Tierversuch gezeigt werden. Ratten, bei denen eine künstliche Sepsis ausgelöst wurde, bekamen täglich zehn Tage lang vor einer Operation entweder eine Kochsalzlösung oder Beta-Glucan. Nach der Operation wurden Gehirn-, Nieren-, Herz-, Leber- und Lungengewebe untersucht. Ergebnis: Während bei den Kontrollratten der Gluthationspiegel (Gluthation ist ein wichtiger antioxidativer Stoff im Körper) deutlich gesunken und gleichzeitig der Malondialdehydspiegel, ein wichtiger Biomarker für oxidativen Stress, sowie die prooxidative Aktivität von Myeloperoxidase stark gestiegen waren, konnte bei den Ratten, die Beta-Glucan erhalten hatten, diese Veränderung nicht in diesem Maße festgestellt werden (Sener 2005).

Allergien und Autoimmunerkrankungen

Im Gegensatz zu anderen Wirkstoffen, die das Immunsystem stimulieren, wirkt Beta-Glucan modulierend. Während immunstimulierende Wirkstoffe dosisabhängig das Immunsystem auch zu Überreaktionen animieren können, wird dies bei Beta-Glucan nicht der Fall sein. Beta-Glucane heizen das Immunsystem nicht an, sie modulieren es. Das heißt, ein schwaches Immunsystem wird zwar stimuliert, aber nie so weit, dass es überreagiert. Denn der Wirkort von Beta-Glucan sind, wie wir oben gesehen haben, die Makrophagen. Und Makrophagen können zwischen einem inaktiven und einem aktiven Status hin und her wechseln. Daher besteht keine Gefahr, dass das Immunsystem durch die Einnahme von Beta-Glucan überstimuliert wird (Vetvicka 2009).

Und da Beta-Glucan zu den wenigen natürlichen Immunmodulatoren gehört, deren Wirkmechanismus bekannt ist, kann es grundsätzlich auch von Patienten mit Autoimmunerkrankungen wie Asthma, Multiple Sklerose, Osteoarthritis, Lupus oder Allergien eingenommen werden. Dies sollte allerdings in enger Absprache mit dem behandelnden Arzt erfolgen.

Allergien

Allergien gelten mittlerweile als Volkskrankheit. Die Zahl der Allergiker hat sich in den letzten Jahrzehnten stark erhöht. Bei einer Allergie reagiert das Immunsystem besonders intensiv auf eine oder mehrere Substanzen – die sogenannten Allergene. Bei diesen kann es sich um eine bestimmte Pollenart, ein Nahrungsmittel oder ein Insektengift handeln. So unterschiedlich wie diese Allergene sein können, so vielfältig sind auch die Symptome, die bei einer allergischen Reaktion auftreten können – von Schnupfen über juckende und brennende Augen, Hautreaktionen wie Quaddeln bis zu allergischem Asthma oder Magen-Darm-Beschwerden.

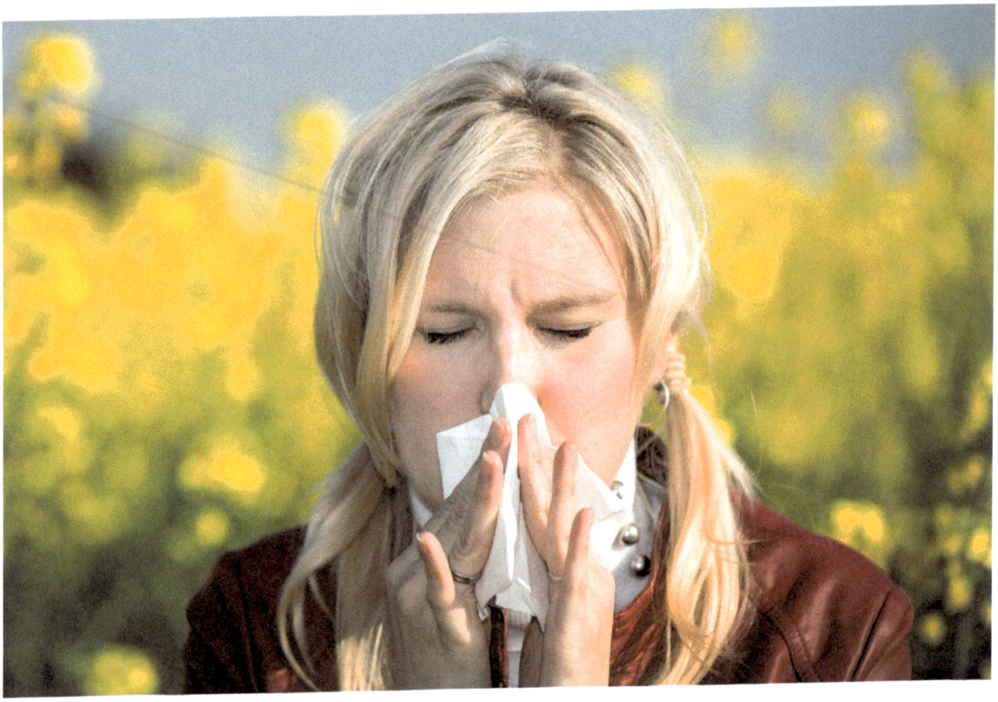

Allergien nehmen immer mehr zu.

Wie kommt es nun, dass der Körper bei einer Allergie auf bestimmte Substanzen überreagiert und wie kann Beta-Glucan diese Reaktion mildern? Allergische Erkrankungen entwickeln sich als Folge einer Fehlregulation des Immunsystems. Man hat herausgefunden, dass bei Allergikern ein Defekt im Gleichgewicht zwischen zwei Arten von weißen Blutkörperchen vorliegt, nämlich den beiden T-Helferzellen TH1- und TH2-Lymphozyten. Das ‚T' steht übrigens für Thymus, also das Organ, in dem diese Lymphozyten gebildet werden. Diese TH-Lymphozyten setzen wiederum bestimmte andere Immunzellen frei, die Interleukine. Bei einer Allergie ist nun dieses Gleichgewicht zwischen den beiden TH-Lymphozyten zugunsten der TH2-Lymphozyten verschoben, die vereinfacht gesagt für die Antikörperbildung zuständig sind. Neue therapeutische Ansätze zur Behandlung von allergischen Erkrankungen zielen deshalb oft auf die Wiederherstellung des Gleichgewichts zwischen diesen beiden T-Lymphozyten.

Viele Studien haben nun gezeigt, dass mithilfe von Beta-Glucan das funktionelle Gleichgewicht zwischen den T-Helferzellen vom Typ 1 (TH1) und T-Helferzellen vom Typ 2 (TH2) gefördert wird (Jesenak 2012). Damit wird eine Zusammensetzung der antientzündlichen Immunzellen (Zytokine) begünstigt, die es dem Immunsystem ermöglicht, auf der einen Seite infektiöse Mikroorganismen zu identifizieren und zu zerstören, auf der anderen Seite aber abgehalten wird, eine nutzlose Verteidigung gegen Allergene aus der Nahrung oder der Umgebung zu starten, die harmlos sind. Dass Beta-Glucane die Balance der TH1/Th2-Zell-Antwort beeinflussen können, wurde zunächst in Tierversuchen nachgewiesen. So führte die Gabe von Beta-Glucan zu einer Erhöhung der phagozytischen Aktivitäten, einer Erhöhung der Th1-Zytokin-Produktion, einer Erhöhung der Immunglobuline einschließlich IgG2A und IgA sowie einer signifikanten Expression der Oberflächenmarker der Milz einschließlich CD3, CD4, CD8 und F4 / 80. Auf der anderen Seite hat die Gabe von Beta-Glucan signifikant die IgE- und IgG1-Werte sowie die Th2-Zytokine einschließlich IL-4, IL-5 und IL-6 unterdrückt. Diese Daten legen nahe, dass die Verabreichung von Beta-Glucan den natürlichen Verlauf der IgE-vermittelten Überempfindlichkeiten verändert. So veränderte Beta-Glucan die Th2-Antwort auf die Th1, was zu einer Verringerung der IgE-Produktion führte, die eine Rolle bei der Verringerung der Schwere der IgE-vermittelten Überempfindlichkeit spielt (Wu 2014). Eine koreanische Studie hat gezeigt, dass Beta-Glucan günstige Auswirkungen auf die durch Ovalbumin ausgelösten asthmatischen Reaktionen bei Mäusen hat. Hier hatte Beta-Glucan (125 mg/kg) sogar eine ähnliche oder etwas niedrigere Wirksamkeit wie das Asthmamedikament Dexamethason (3 mg/kg) (Ku 2012).

Auch beim Menschen konnte die positive Wirkung des Beta-Glucan bei Allergien durch die Förderung des Gleichgewichts zwischen TH1- und TH2-Lymphozyten bereits in mehreren Untersuchungen gezeigt werden. In einer randomisierten, Placebo-kontrollierten Studie wurde Patienten mit allergischem Schnupfen über 12 Wochen Beta-Glucan verabreicht. Anschließend wurde die Nasenspüllösung mikrobiologisch untersucht. Dabei zeigte sich, dass die IL-4- und IL-5-Spiegel sich bei der Beta-Glucan-Gruppe deutlich verringert hatten, während der IL-12-Spiegel signifikant erhöht war. Darüber hinaus war der Anteil der Eosinophilen in der Beta-Glucan-Gruppe deutlich verringert. Das heißt, die TH2-edingten IL-4- und IL-5-Spiegel, die für die allergische Entzündungsreaktion in der Mikroumgebung von Patienten mit Allergischer Rhinitis verantwortlich sind, konnten mit Beta-Glucan verringert werden, während der TH1-bedingte IL-12-Spiegel sich erhöht hat. Außerdem konnten die Eosinophilen als bedeutende Effektorzellen (also der Zellen, welche die überschüssigen Antikörper produzieren) der entzündlichen Reaktion verringert werden (Kirimaz 2005). Eine andere Studie hat untersucht, ob oral aufgenommenes Beta-Glucan gut von der Darmschleimhaut absorbiert wird, um allergische Symptome zu lindern. Dazu wurde Beta-Glucan in einer doppelblinden, Placebo-kontrollierten, randomisierten Studie an Personen getestet, die an einer Allergie gegen die Pollen der japanischen Zeder litten. Zu den Symptomen zählen Schnupfen, Niesen, verstopfte Nase sowie juckende und tränende Augen. Beta-Glucan hatte danach sowohl eine vorbeugende als auch symptomlindernde Wirkung. In der Beta-Glucan-Gruppe waren sowohl die spontane Steigerung als auch der Grundwert der Allergen-spezifischen IgE-Titer reduziert (Yamada 2007). Zudem hemmt Beta-Glucan die Zytokin-Produktion durch TH2-Lymphozyten in den Atemwegen (Kawashima 2012).

In einer randomisierten, Placebo-kontrollierten, doppelblinden Studie mit Kindern zwischen sieben und neun Jahren mit einer Pollenallergie wurde ein Nasenspray mit einer Kombination aus Beta-Glucan und dem sekundären Pflanzenstoff Resveratrol über zwei Monate drei Mal täglich in die Nasenlöcher gesprüht. Die Kinder, die mit dem aktiven Wirkstoff behandelt wurden, zeigten gegenüber der Kontrollgruppe eine signifikante Reduktion aller nasalen Symptome: Juckreiz, Niesen, Rhinorrhoe, Verstopfung der Nase sowie eine Verringerung der Nutzung eines Antihistaminikums (Miraglia Del Giudice 2014).

In einer anderen randomisierten, doppelblinden, Placebo-kontrollierten Studie wurde Beta-Glucan an einer Gruppe von Kindern mit wiederkehrende Infektionen der Atemwege und einer Atopie, also der Neigung zu allergischen Reaktionen, getestet. Die Atopie kann ein wichtiger Faktor für die erhöhte Morbidität bei Kindern mit wiederkehrenden Atemwegsinfektionen sein. Dafür wurde die Wirkung von Beta-Glucan aus dem Vitalpilz Pleurotus ostreatus anhand von Basismarkern für allergische Entzündungen untersucht. Ergebnis: Die aktive Behandlung mit Beta-Glucan führte zu einer signifikanten Reduktion der peripheren Eosinophilen im Blut und stabilisiert die Spiegel an Gesamt-IgE im Serum. Das heißt, Beta-Glucan zeigte eine potenzielle antiallergische Wirkung. Die Forscher schlossen daraus, dass die Anwendung des natürlichen Immunmodulators Beta-Glucan auch als ergänzende adjuvante Therapie bei allergischen Patienten sinnvoll ist (Jesenak 2014).

In einer weiteren randomisierten, Placebo-kontrollierten, doppelblinden Studie wurde die Wirkung der tägliche Gabe von 250 mg Beta-Glucan aus Hefe über einen Zeitraum von vier Wochen auf die physische und psychische Gesundheit von ‚moderaten' Ambrosia-Allergikern untersucht. Die Ergebnisse wurden durch Selbstberichte der Studienteilnehmer und mehrere standardisierte Fragebögen zur Lebensqualität, zum psychischen Wohlbefinden und zu körperlichen Funktionen erzielt. Im Vergleich zur Placebogruppe reduzierte das Beta-Glucan die Gesamt-Allergie-Symptome (-28 Prozent) und die Schwere der Symptome. Es erhöhte die Stärke (+10 Prozent) der Teilnehmer und reduzierte gleichzeitig Anspannung (-34 Prozent), Depressionen (-45 Prozent), Wutgefühle (-41 Prozent), Müdigkeit (-38 Prozent) und die Verwirrung (-34 Prozent). Gleichzeitig berichteten die Studienteilnehmer, die Beta-Glucan erhalten hatten, von erhöhter körper-

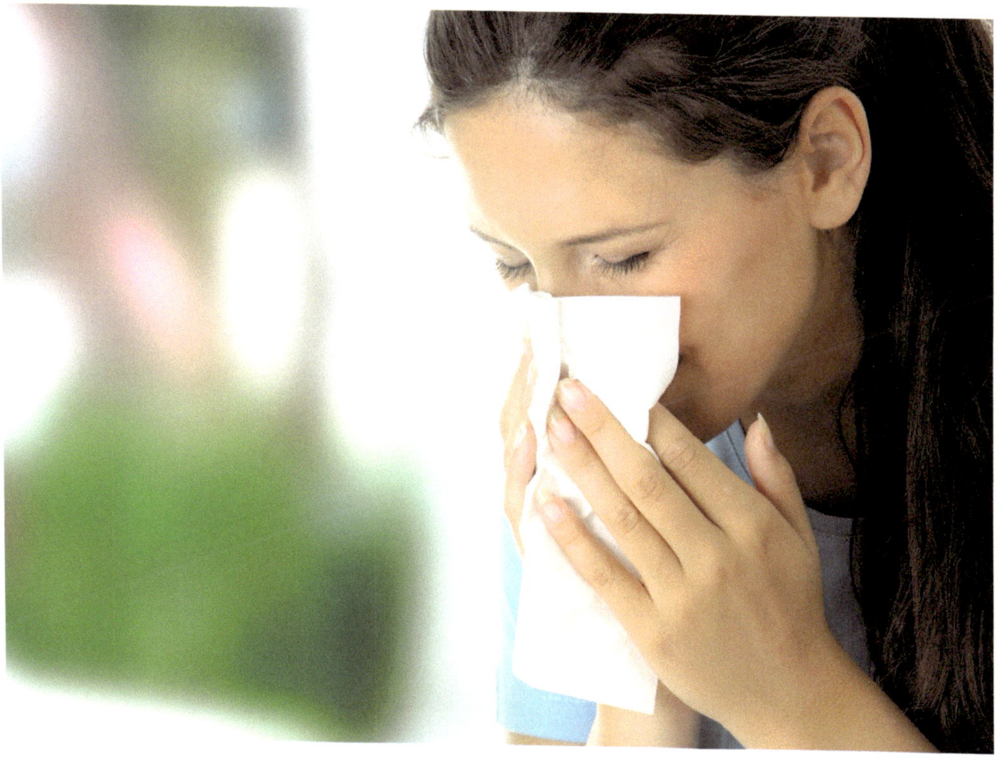

Studien haben gezeigt, dass Beta-Glucan Allergie-Symptome verringern kann.

licher Gesundheit (+11 Prozent), mehr Energie (+19 Prozent) und besserem emotionalen Wohlbefinden (+7 Prozent). In Bezug auf die typischen allergischen Beschwerden wurden verminderte Schlafprobleme (-53 Prozent), verringerte nasale Symptome (-59 Prozent) und Augensymptome (-57 Prozent) sowie nicht-nasale Symptome (-50 Prozent) und eine Verbesserung der Lebensqualität (+56 Prozent) konstatiert. Mit anderen Worten: Die Supplementierung mit Beta-Glucan verbesserte im Vergleich zur Placebo-Gruppe innerhalb von vier Wochen die Allergie-Symptome, die allgemeine körperliche Gesundheit und das emotionales Wohlbefinden (Talbott 2014).

Diabetes

Diabetes mellitus, im Volksmund auch ‚Zuckerkrankheit' genannt, ist eine Störung des Zuckerstoffwechsels. Während es sich bei dem Typ I um eine Autoimmunkrankheit handelt, bei der das körpereigene Immunsystem aus bisher noch nicht bekannten Gründen die Insulin produzierenden Zellen der Bauchspeicheldrüse zerstört, handelt es sich beim Typ II um eine langsam und teilweise am Anfang gar nicht bemerkte Resistenz gegenüber Insulin. Das heißt, es ist genug (oder sogar zu viel) Insulin vorhanden, dessen Wirkung ist aber vermindert. Es kann also nicht mehr genug Zucker aus dem Blut in die Zellen transportieren. Diese auch Altersdiabetes genannte Erkrankung – obwohl mittlerweile auch sogar Kinder davon betroffen sind – entsteht nicht selten durch Übergewicht, den Genuss von zu viel fett- und zuckerhaltigen Nahrungsmitteln und zu wenig Bewegung. Bei dieser Diabetes-Form reichen in der Regel zunächst eine Diät und oft auch eine Gewichtsreduktion, um den Blutzuckerspiegel im Normalbereich zu halten. Die Effekte von Beta-Glucan auf den Blutzuckerspiegel sind noch nicht so umfangreich erforscht. Ältere Studien zeigen, dass zumindest das Beta-Glucan aus Getreide (v.a. Hafer) den Blutzuckerspiegel nach dem Essen reduziert, wahrscheinlich, indem es die Aufnahme von Kohlenhydraten verlangsamt. Deshalb hat die europäische Lebensmittelsicherheitsbehörde EFSA auch folgenden Health Claim vergeben: „Die Aufnahme von Beta-Glucanen aus Hafer (oder Gerste) als Bestandteil einer Mahlzeit trägt dazu bei, dass der Blutzuckerspiegel nach der Mahlzeit weniger stark ansteigt."

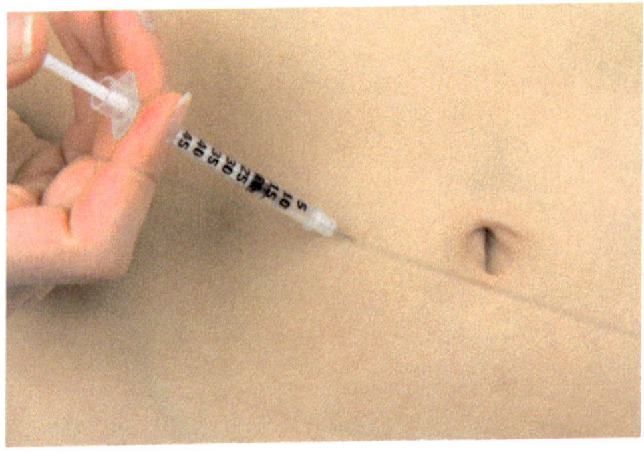

Hafer-Beta-Glucan ist sinnvoll bei Diabetes.

In einer japanischen Tierversuchsstudie konnte gezeigt werden, dass Beta-Glucan offenbar auch präventive Effekte in Bezug auf Diabetes und Insulinitis (eine entzündliche Infiltration von Zellen des Immunsystems in die Langerhans-Inseln der Bauchspeicheldrüse) hat. Dabei wurden Ratten mit einem hohen Auftreten von spontaner Diabetes mit Beta-Glucan behandelt. Die Inzidenz von Diabetes sank daraufhin von 43,3 auf 6,7 Prozent und die von Insulinitis von 82,4 auf 26,3 Prozent. Auch nach dem Absetzen von Beta-Glucan waren nach fünf Wochen immer noch acht von neun Ratten diabetesfrei. Die Forscher schlossen daraus, dass Beta-Glucan in der Lage ist, die Autoimmunmechanismen der Langerhans-Inseln zu modulieren und die Entwicklung einer Diabetes zu hemmen (Kida 1992). Während Hefe-Beta-Glucan im Gegensatz zu Hafer-Beta-Glucan bei einem normalen Blutzuckerspiegel keinen Einfluss ausübt, sieht es bei einer Hyperglykämie – also einem krankhaft erhöhten Blutzuckerspiegel – ganz anders aus: Bei hyperglykämischen Mäusen, die zwei Wochen lang Hefe-Beta-Glucan erhielten, sank der Blutzuckerspiegel auf ein fast normales Maß (Vestvicka 2007b).

Krebs und Krebstherapien

Ein wichtiges und bereits gut erforschtes Anwendungsgebiet für Beta-Glucan sind Krebserkrankungen – sowohl in der Prävention als auch in der Therapie. Krebs zeichnet sich insbesondere durch ein unkontrolliertes Wachstum von mutierten Zellen und deren Ausbreitung aus. Dabei ist auf Genebene die Kontrolle der Zellen in Bezug auf Wachstum, Teilung und Differenzierung bzw. Spezialisierung gestört. Zu den Ursachen zählen sowohl interne Faktoren wie Mutationen, Hormone und ein fehlgeleitetes Immunsystem als auch äußere Faktoren wie die bekannten krebsfördernden Umstände wie Rauchen, Alkohol, Strahlenbelastung, Umweltgifte, Infektionen usw. Auch wenn in den letzten Jahren bedeutende Fortschritte in der Krebsforschung gemacht wurden, ist Krebs nach wie vor eine der gefährlichsten Erkrankungen. Allein in Deutschland kommt es jedes Jahr zu fast einer halben Million Neuerkrankungen, Tendenz steigend. Jedes Jahr sterben bei uns mehr als 200.000 Menschen an dieser Krankheit. Insgesamt leben in Deutschland rund 1,5 Millionen Menschen mit einer Krebserkrankung. Das Risiko, an Krebs zu erkranken, steigt mit zunehmendem Alter: für einen 65-Jährigen liegt das Erkrankungsrisiko für die nächsten zehn Jahre bei 5,4 Prozent (Krebsinformationsdienst.de).

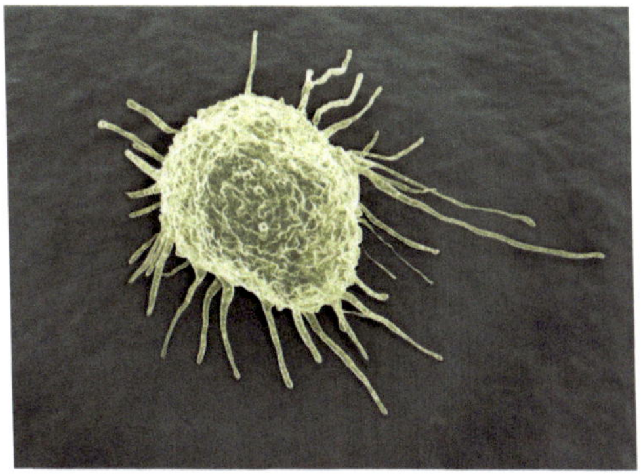

Beta-Glucan macht das Immunsystem schlagkräftiger gegen Krebszellen.

Vor dem Hintergrund der vielfältigen biologischen Effekte von Beta-Glucan auf das Immunsystem ist es nicht verwunderlich, dass diese Substanz auch bei der Krebsprävention und -bekämpfung hilfreich sein kann. Schon Anfang der 1980er-Jahre konnten japanische Forscher die Anti-Tumor-Aktivität von Beta-Glucan nachweisen (Nakao 1983) und mittlerweile liegen viele Studien vor, die eine bemerkenswerte Aktivität von Beta-Glucan gegen unterschiedlichste Tumore nachgewiesen haben, darunter Brust-, Lungen- und Darmkrebs. In Japan und China wird Beta-Glucan daher bereits seit Langem in der naturheilkundlichen Krebsbehandlung eingesetzt. In Japan ist Beta-Glucan mittlerweile sogar als biologischer Immunmodulator für die Behandlung von Magenkrebs offiziell lizensiert. Hintergrund ist, dass trotz der jüngsten Fortschritte in der

Chemotherapie der inoperable oder rezidivierende Magenkrebs eine unheilbare Krankheit bleibt, dessen Überlebensraten bei Weitem nicht zufriedenstellend ist. Neuere klinische Studien hatten gezeigt, dass die Überlebenszeit von Patienten mit fortgeschrittenem Magenkrebs bei einer Chemotherapie länger ist, wenn zusätzlich Beta-Glucan gegeben wird. Auch die Kombination von Beta-Glucan mit einer monoklonalen Antikörpertherapie führte zu einer synergistischen Wirkung (Ina 2013).

Doch welchen Einfluss hat Beta-Glucan auf das Krebsgeschehen? Zunächst einmal ist festzustellen, dass Krebszellen schwierig zu bekämpfen sind, weil sie ihre Charakteristik ändern und ständig versuchen, unser Immunsystem zu überlisten. Trotz der Tatsache, dass die meisten Tumore durch das Immunsystem erkannt werden, ist die Antikörperreaktion in der Regel nicht stark genug, um das Krebswachstum einzudämmen. Selbst ein völlig gesundes und intaktes Immunsystem wird nicht in der Lage sein, schnellwachsende Tumorzellen komplett zu vernichten. Hinzu kommt, dass das Immunsystem eines Krebspatienten durch zusätzliche Belastungen wie Stress, aber auch durch aggressive Therapien geschwächt wird. Es braucht also Hilfe. Und hier ist Beta-Glucan eine hervorragende Unterstützung.

Damit das Immunsystem Krebszellen bekämpfen kann, müssen Antikörper aktiv werden. Allerdings werden Antikörper allein das Tumorwachstum nicht hemmen. Sie können allenfalls die Metastasenbildung reduzieren. Um Krebszellen effektiv zu bekämpfen, sind tumorspezifische Antikörper notwendig. Und hier kommt Beta-Glucan ins Spiel: Zahlreiche neuere Studien haben gezeigt, dass Beta-Glucan aktiv mit Antikörpern zusammenarbeitet, die natürlicherweise in Fällen von Krebs auftreten. So unterstützt Beta-Glucan, wenn Makrophagen und Lymphozyten unzureichend sind, indem es an die C3-Rezeptoren der Makrophagen andockt. Dadurch entstehen C3-Komplementfragmente, welche die Oberfläche von Krebszellen überziehen. Die mit Beta-Glucan aktivierten Zellen – also Makrophagen, NK-Zellen und Neutrophile – erkennen dann diese Antikörper-C3-beschichteten Zellen und töten sie ab. Ohne Beta-Glucan könnte ein solcher Prozess nicht stattfinden (Vetvicka 2003, Yan 2005).

Zur Krebsprävention

Am besten wäre es natürlich, wenn Krebs gar nicht erst entsteht. Abgesehen von einer möglichen genetischen Veranlagung ist es mittlerweile erwiesen, dass ein gesunder Lebensstil mit viel Bewegung und der richtigen Ernährung sowie die Vermeidung von potenziell krebserzeugenden Substanzen (Nikotin, Alkohol, Umweltgifte usw.) das Krebsrisiko deutlich mindern können. Auch Beta-Glucan kann durch seine antikarzinogenen Effekte dabei helfen. So unterstützt Beta-Glucan durch seine schützende Wirkung gegen starke gentoxische Krebserreger (Kanzerogene) dabei, die Entstehung eines Tumors (Onkogenese) zu verhindern. Auch in der sogenannten Promotionsphase der Krebsentstehung, also der Phase, bei der sich die Zellen, in der Mutationen stattgefunden haben, durch Wachstumsreize vermehren, kann Beta-Glucan hemmend für das Tumorwachstum sein, indem es beispielsweise die Makrophagen aktiviert und dadurch immunstimulierend wirkt. Ein weiterer Mechanismus ist die Anti-Angiogenese. Die Angiogenese beschreibt den Prozess der Bildung von Blutgefäßen durch den Tumor, um sich zu ernähren. Da Beta-Glucan sich auch hier hemmend auswirkt, kann dies einer der Wege sein, auf denen Beta-Glucan die Tumorproliferation reduziert und Tumormetastasen verhindert (Suzuki 1991, Yoon 2007, Akramiene 2007, Aleem 2013).

In der Unterstützung der Tumorbekämpfung

Der Nutzen von Beta-Glucan im Einsatz gegen Krebszellen basiert zu einem großen Teil auf dessen Wirkung auf das Immunsystem. Durch die Aktivierung von angeborenen Immunzellen wie Makrophagen, dendritischen Zellen, Granulozyten und natürlichen Killerzellen und die dadurch ausgelösten Reaktionen der adaptiven Immunzellen wie beispielsweise T-Zellen und B-Zellen unterstützt Beta-Glucan die Hemmung von Tumorwachstum und Metastasierung (Yoon 2013). Durch diese verbesserte Immunantwort wird natürlich die Chance auf ein längeres Überleben erhöht (Matsuoka 1997). Die immunmodulatorische und die antioxidative Wirkung von Beta-Glucan kann nicht nur die Tumorrückbildung fördern, sondern möglicherweise auch zur direkten Zerstörung von Tumorzellen beitragen (Gu 2008). Zumindest konnten diese Effekte bereits in vielen Studien dokumentiert werden.

So hat eine Studie mit Patientinnen mit Brustkrebs gezeigt, dass die kurzfristige orale Beta-Glucan-Gabe Auswirkungen auf die Zahl der Monozyten im peripheren Blut und ihre Expression von Aktivierungsmarkern hat. 23 Patientinnen mit fortgeschrittenem Brustkrebs im Durchschnittsalter von 52 Jahren wurden über einen Zeitraum von zwei Wochen mit Beta-Glucan behandelt. Eine Gruppe von 16 gesunden Frauen mit einem mittleren Alter von 48 Jahren bildete die Kontrollgruppe. Jeden Tag wurden Blutproben genommen. War in den ersten Tagen die Lymphozytenzahl bei den Patientinnen mit Brustkrebs noch signifikant niedriger als bei der Kontrollgruppe, so konnte bei der Blutprobe am Tag 15 festgestellt werden, dass sich bei den Patinnen mit Brustkrebs die Zahl der aktivierten Monozyten deutlich erhöht hatte. Die Forscher konstatierten, dass die orale Gabe von Beta-Glucan die Proliferation und Aktivierung von peripheren Blut-Monozyten in vivo bei Patienten mit fortgeschrittenem Brustkrebs stimuliert, also durch die Erhöhung der Immunzellen das Immunsystem deutlich unterstützt hat (Demir 2007).

Spannend sind auch die Ergebnisse einer brasilianischen Studie, die gezeigt hat, das Beta-Glucan dabei hilft, beschädigtes Knochenmark wieder herzustellen. Hier wurde Mäusen ein Krebstumor (der sog. Ehrlich-Aszites-Tumor) eingepflanzt, der normalerweise zu einer krankhaften Vergrößerung der Milz (Splenomegalie) und einer sogenannte Myelosuppression führt, also einer Schädigung des Knochenmarks, die eine verminderte Bildung von Blutzellen zur Folge hat. Durch die Gabe von Hefe-Beta-Glucan wurde dies offenbar verhindert. Denn diese führte zu einer vermehrten Produktion von myeloische Progenitorzellen, das sind Zellen, die sich später differenzieren können, sich also zu einer spezialisierten Zelle und nicht zu einer entarteten Krebszelle entwickeln. Die Lebensdauer der Mäuse wurde dadurch deutlich erhöht (Torello 2011).

In Kombination mit der Antikörpertherapie

In zahlreichen Experimenten konnte bereits gezeigt werden, dass bei der gemeinsamen Gabe von Beta-Glucan zusammen mit anderen Krebsmitteln, der Heilungsprozess effektiver verläuft, insbesondere in der Antikörpertherapie (Hong, 2003, 2004, Driscoll 2009). Hier werden therapeutische Antikörper eingesetzt, um bestimmte ‚Bremsen' im Immunsystem zu lösen, damit es effektiver den Tumor zerstören kann. Andere Antikörper locken gezielt Immunzellen zum Tumor, die diesen dann bekämpfen sollen. Es gibt auch therapeutische Antikörper, die wichtige Wachstumssignale der Tumorzellen blockieren. Wenn die Antikörper alle genau gleich sind, sich also gegen dasselbe Antigen richten, handelt es sich um ‚monoklonale Antikörper', die im Labor hergestellt werden. Leider ist die medikamentöse Behandlung mit Antikörpern bei Krebspatienten oft nur vorübergehend. So reagieren mehr als die Hälfte der Lymphome, die nach Behandlung mit dem Antikörper-Krebsmedikament Rituximab rezidivieren, also erneut auftauchten, beim zweiten Mal nicht auf die Behandlung. Die Gründe hierfür sind unklar, es zeigt aber, dass eine synergistische Unterstützung der Antikörpertherapie sinnvoll sein kann.

Die Immuntherapie mit monoklonalen Antikörpern ist eine neue Strategie der Krebsbehandlung. Diese Antikörper aktivieren das Komplementsystem und opsonisieren Tumorzellen mit iC3b-Fragment. Im Gegensatz zu Mikroorganismen haben Tumorzellen keine Beta-Glucan-Oberflächenkomponente und können daher keine Komplement-Rezeptor-3-abhängige zelluläre Zytotoxizität auslösen, um die tumortötende Aktivität einzuleiten. Mithilfe von Beta-Glucan könnte dieser Mechanismus eingeleitet werden (Yan 1999, Yan 2005, Akramiene 2007).

Im Zellversuch konnte nachgewiesen werden, dass bereits eine zweiwöchige Behandlung der Tumorzellen mit Beta-Glucan aus unterschiedlichen Quellen (Hefe, Algen, Pilzen) zu einer 70- bis 95-prozentigen Reduzierung des

Tumorgewichts im Vergleich zu einer Kontrollgruppe führte. Dabei zeigte sich, dass Beta-Glucan aus Hefe und Algen effektiver war als das aus Pilzen isolierte Beta-Glucan, wie in folgender Grafik zu sehen (Yan 1999). Diese Wirkung wurde auch in Tierersuchen bestätigt: Mäuse mit einem Non-Hodgkin-Lymphom, also einer bösartigen Erkrankung des lymphatischen Systems, wurden mit dem Antikörper-Krebsimmunmedikament Rituximab behandelt. Bei einer Gruppe wurde adjuvant Beta-Glucan verabreicht. Ergebnis: Die Überlebensrate der Mäuse, die mit Beta-Glucan behandelt wurden, war signifikant höher als die Vergleichsgruppe (Modak 2005). Da es bereits viele weitere vielversprechende Studien gibt, deren Ergebnisse in dieselbe Richtung gehen, und die Behandlung mit Beta-Glucan keine Nebenwirkungen hervorruft, wird Beta-Glucan immer mehr als sinnvolle Ergänzung zur sogenannten monoklonalen Antikörper-Immuntherapie angesehen.

Effekte einer zweiwöchigen Behandlung mit unterschiedlichen Beta-Glucanen auf die Tumorgröße

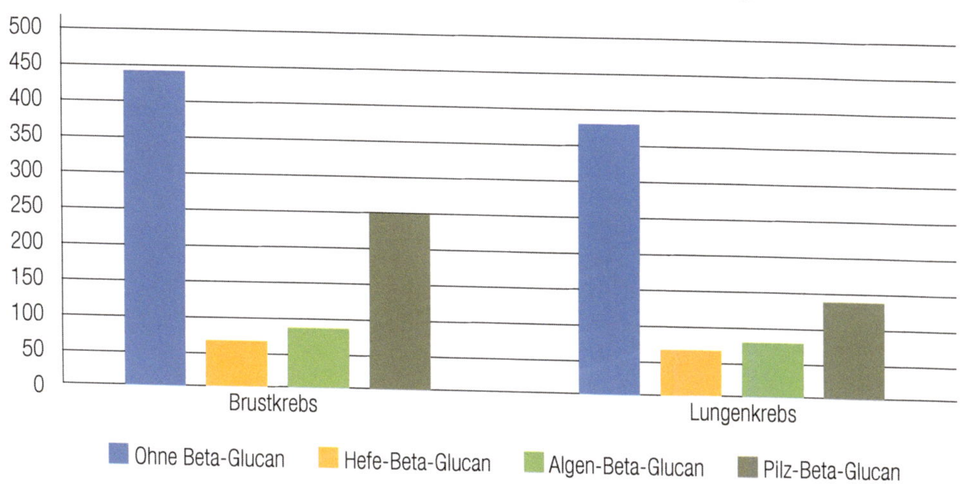

Bei Chemo- und Strahlentherapie

Studien haben gezeigt, dass eine Gabe von Beta-Glucan bei einer Strahlen- oder Chemotherapie sehr sinnvoll ist, weil zum einen synergistische Effekte in Bezug auf die Tumorbekämpfung beobachtet wurden und weil zum anderen die Nebenwirkungen dieser aggressiven Therapien abgemildert werden. Dass die Nebenwirkungen einer Chemo- oder Strahlentherapie sehr stark sein können, ist bekannt. So entsteht eine hohe Zahl an Freien Radikalen, die neben dem Tumor auch das gesunde Gewebe schädigen können. Weil Beta-Glucan die körpereigenen antioxidativen Schutzsysteme fördert, ist es naheliegend, nach einer Strahlentherapie auch Beta-Glucan zu geben. Nicht umsonst wurde nach der Tschernobyl-Katastrophe 1986 und dem Fukushima-Atomunfall 2011 Beta-Glucan bei Strahlenschäden eingesetzt. Auch in der Chemotherapie ist Beta-Glucan sinnvoll, weil Beta-Glucan vor mutagenen Stoffen in chemotherapeutischen Medikamenten wie Cyclophosphamiden, Adriamycinen und Cisplatin schützt. Die protektive Rolle wird hier nämlich ebenfalls auf die antioxidative Eigenschaft des Beta-Glucans zurückgeführt, Freie Radikale zu neutralisieren, die bei der Biotransformation dieser Medikamente entstehen (Patchen 1987).

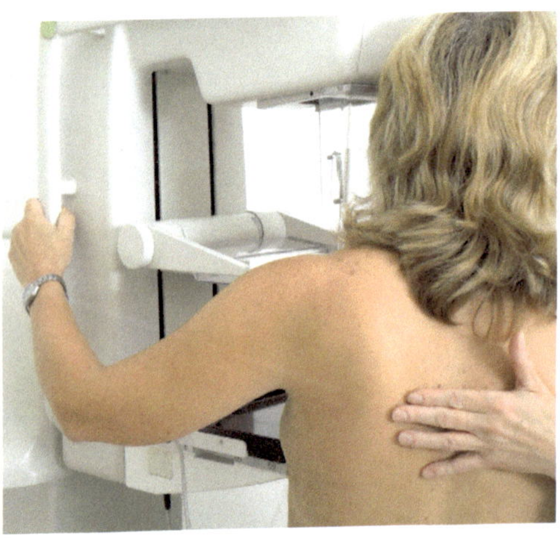

Bei einer Chemo- oder Strahlentherapie kann Beta-Glucan unterstützen.

Bei einer Chemo- als auch einer Strahlentherapietherapie wird in der Regel auch die Blutbildung im Knochenmark beeinträchtigt. Da hierdurch Zahl und Aktivität der weißen Blutzellen (Immunzellen) reduziert werden – die sogenannte Leukopenie –, zieht diese Therapieform auch immer eine Schwächung des Immunsystems nach sich. Darüber hinaus wird das Immunsystem unterdrückt (Immunsuppression). In der Folge steigt die Gefahr für Infektionen. Insofern ist es folgerichtig, Beta-Glucan einzusetzen, um das Immunsystem von Krebspatienten zu unterstützen. So konnte bereits dokumentiert werden, dass sich die Regeneration von Krebspatienten nach einer durch eine Strahlen- und Chemotherapie hervorgerufenen Leukopenie verbessert hat (Turnbull 1999). In einer Tierversuchsstudie konnte gezeigt werden, dass Beta-Glucan die immunsuppressive Wirkung von Zytostatika (= Krebsmedikamente der Chemotherapie) nach der Chemotherapie wieder aufhebt und dabei hilft, das Immunsystem zu regenerieren. Dazu wurden 40 erwachsenen Ratten im Alter von 14 Wochen in zwei gleiche Gruppen, eine Kontrollgruppe und eine Versuchsgruppe, eingeteilt. Allen Ratten wurde das Krebsmedikament Cyclophosphamid in einer Dosis von 50 mg/kg Körper intramuskulär verabreicht. Die eine Gruppe erhielt Beta-Glucan, die andere nicht. Am Ende des Experimentes wurden Blutproben genommen und die Phagozytoseaktivität sowie der oxidative Stoffwechsel (Bursttest) gemessen. Die Ergebnisse zeigten, dass Beta-Glucan die Phagozytose und den oxidativen Stoffwechsel von Blut-Neutrophilen und Monozyten moduliert – trotz Immunsuppression durch Cyclophosphamid. Man kann also von einer immunregenerierenden Aktivität des Beta-Glucans sprechen (Wójcik 2010).

Auch in Humanstudien konnte die Unterstützung des Immunsystems durch Beta-Glucan bei Patienten, die eine Strahlen- oder Chemotherapie erhielten, bereits dokumentiert werden. Mithilfe einer randomisierten Multicenter-Studie wurde die klinische Wirksamkeit von Lentinan, ein Immunmodulator mit Beta-Glucan aus Vitalpilzen, bei metastasierendem Prostatakrebs untersucht. Die Probandengruppe bildeten 69 Patienten mit dem Durchschnittalter von 70 Jahren, die eine Hormontherapie und eine Chemotherapie mit Tegafur erhielten. 33 Patienten erhielten Lentinan für mindestens drei Monate, die anderen 36 nicht. Ergebnis: Die 50-prozentige Überlebensdauer von behandelten Patienten lag bei 48, die der Kontrollpatienten bei 35 Monaten. Die Fünf-Jahres-Überlebensrate der mit Beta-Glucan-Lentinan behandelten Patienten betrug 43 Prozent, während die der Kontrollgruppe nur bei 29 Prozent lag. Die Forscher schlossen daraus, dass Lentinan eine sinnvolle Ergänzung zur hormonellen Chemotherapie bei metastasierendem Prostatakrebs ist (Tari 1994). In einer anderen Studie wurde die Überlebensrate von Patienten mit einem Magenkarzinom durch Beta-Glucan in Kombination mit einer Chemotherapie signifikant verlängert (Chihara 1987).

BETA-GLUCAN BEI KREBS

Durch die unterschiedlichen immunmodulatorischen Effekte unterstützt Beta-Glucan dabei,

- Karzinogene, also krebserregende Substanzen, unschädlich zu machen und ist somit sinnvoll in der Krebsprävention,
- Immunzellen – Makrophagen und Neutrophile – zu aktivieren und schlagkräftiger gegen Tumorzellen zu machen,
- Krebsmedikamenten eine bessere Wirkung zu verleihen,
- das Risiko der Metastasenbildung zu vermindern,
- die Angiogenese (Blutgefäßneubildung durch den Tumor) zu hemmen,
- nach einer Strahlen- und Chemotherapie die Leukopenie abzumildern und das unterdrückte Immunsystem zu regenerieren und
- durch die Unterstützung des Immunsystems das Risiko begleitender Infektionen zu reduzieren.

Zusammenfassend kann man sagen: Wegen seiner Effektivität und seinem synergistischen Nutzen bei der Unterstützung des körpereigenen Immunsystems ist Beta-Glucan bei Krebs sowohl für dessen Prävention wie für dessen Bekämpfung in Kombination mit Chemo-, Strahlen- und Antikörpertherapie als auch für die Regeneration nach einer Strahlen- und Chemotherapie sinnvoll. Beta-Glucan kann die Umwandlung von Umweltgiften in kanzerogene Stoffwechselprodukte hemmen und bei Tumorpatienten im Zuge einer Zytostatikatherapie, welche die immunkompetenten Zellen beeinträchtigt, vor Infektionen schützen.

Sport

Bei sportlicher Belastung, insbesondere bei hartem Training, ist das Immunsystem besonders beansprucht. Denn in diesem Rahmen entstehen vermehrt Freie Radikale, die zur Folge haben, dass der Körper mehr mit dem Abräumen von Zelltrümmern beschäftigt ist als mit der Immunabwehr. Zudem bewirkt die sportliche Aktivität eine vorübergehende Abnahme der Konzentrationen von Immunzellen und Zytokinen, was zusätzlich die Anfälligkeit für Infektionen erhöht. In diesen Phasen ist der Körper besonders anfällig für Infekte. Man nennt sie daher auch ‚Open window', das ‚offene Fenster'. Die Sportmedizin ist permanent auf der Suche nach Möglichkeiten, das Immunsystem des Sportlers zu unterstützen. Es wurden bereits zahlreiche entsprechende Nahrungs(ergänzungs-)mittel auf den Markt gebracht, die das Immunsystem nach dem Training stärken sollen, aber bisher haben sich nur wenige als wirksam erwiesen. Eine Substanz, die Sportler nachweislich bei ihren Immunfunktionen unterstützt und damit eine schnellere Regeneration und ein intensiveres Training möglich macht, ist, Sie ahnen es, Beta-Glucan.

Die antioxidative Wirkung von Beta-Glucan in Bezug auf dessen positive Effekte bei Sportlern hat das Sportmedizinische Institut der Universität Freiburg anhand eines Enzym-Hefezell-Präparates festgestellt. Danach wirkte sich eine Beta-Glucan-reiche Nahrungsergänzung auf Basis von Hefezellen auf die Blutkonzentration der Freien Radikalen positiv aus (Deibert 2011/I). Darüber hinaus hatte die Gabe des gleichen Nahrungssupplements auf Basis von Enzym-Hefezellen auch Einflüsse auf den Bereich der zellulären Immunität. In einer weiteren Studie der Universität Freiburg sollte an Sportlern getestet werden, ob die Beta-Glucan-reiche Nahrungsergänzung eine Wirkung auf die Vollblutstimulation der Zytokine TNF-alpha und IL 6 mit sich bringt. Und tatsächlich zeigten die Ergebnisse, dass bei Sportlern nach einer sechswöchigen Einnahme eines Enzym-Hefezell-Präparats (Zell Oxygen® Immunkomplex von Dr. Wolz) zum Teil signifikante Effekte auf die LPS-stimulierte Zytokinreaktion beobachtet werden können. Anders ausgedrückt: Die Beta-Glucane in dem Enzym-Hefezell-Präparat bewirkten einen erhöhten Sensibilisierungsgrad der Immunzellen und verbesserten so die natürliche Abwehr (Deibert 2011/II).

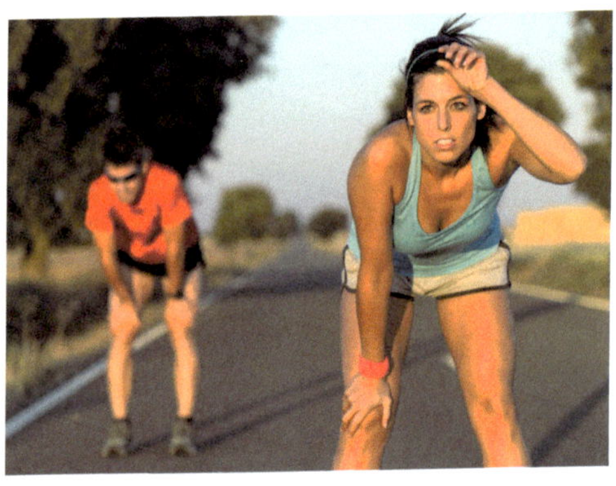

Hartes sportliches Training fordert das Immunsystem heraus.

Die positive Wirkung der Beta-Glucane in Bezug auf das Infektrisiko von intensiv trainierenden Sportlern haben auch zwei US-amerikanische Studien noch einmal bestätigt: Eine Studie der texanischen Universität Houston hat dokumentiert, dass Beta-Glucan das Immunsystem nach einer anstrengenden Trainingseinheit positiv verändern kann. Nach einer 10-tägigen Supplementierung mit Hefe-Beta-Glucan erhöhte sich das Potenzial von Blutleukozyten für die Produktion der wichtigen Immunbotenstoffe IL-2, IL-4, IL-5 und IFNγ (Carpenter 2013). Eine weitere Studie hat sich mit Marathonläufern beschäftigt. Denn bei sehr anstrengenden Sporteinheiten wie dem Laufen eines Marathons kann die Schleimhautimmunität bis zu 24 Stunden lang unterdrückt werden, was das Risiko einer Infektion der oberen Atemwege und damit einer verminderten Leistungsfähigkeit erhöhen kann. In der Studie wurde Marathonläufern entweder Beta-Glucan oder ein Placebo gegeben und beide Gruppen wurden 28 Tage nach dem Marathon verglichen. Die Beta-Glucan-Gruppe hatte 37 Prozent weniger Erkältungs- und Grippesymptom-Tage als die Placebogruppe und zwei Stunden nach dem Training einen 32-prozentigen Anstieg des Speichel-IgA, ein Immunglobulin, das unter anderem auf den Schleimhäuten der Atemwege vor Krankheitserregern schützt (McFarlin 2013). Diese positiven Ergebnisse gelten übrigens nicht nur für Leistungssportler. Eine aktuelle Studie an Freizeitsportlern hat gezeigt, dass Hefe-Beta-Glucan auch bei Personen mit durchschnittlicher Fitness das Immunsystem moduliert und so die Leistung verbessert, da die Anfälligkeit für Infektionen nach anstrengender körperlicher Betätigung sinkt (McFarlin 2017).

Hautschutz und Förderung der Wundheilung

Die Haut, unser größtes Organ, hat schützende, sensorische, thermoregulatorische und den Stoffwechsel betreffende Funktionen. Insbesondere als natürliche Schutzbarriere und Kontaktfläche zur Außenwelt spielt sie eine wesentliche Rolle für unser Immunsystem. Die obere Hautschicht, die Epidermis, enthält eine große Anzahl an Makrophagen, die genauso wie die Makrophagen anderer Körperteile durch die Beta-Glucane stimuliert werden können (Reis et Sousa 1993). Dies ist sowohl durch die orale Einnahme von Beta-Glucan wie auch durch eine topische, also äußerliche, Anwendung wie Cremes möglich (Kenyon 1983, Portera 1997).

Die Makrophagen der Haut werden Langerhans-Zellen genannt. Sie befinden sich knapp unterhalb der epidermalen Hautschicht und spielen eine wichtige Rolle bei der Produktion von Kollagen in der Haut und der Wundheilung. Zudem bilden sie einen Schutz gegen

Einflüsse von außen wie z. B. Sonnenbrand, alltägliche Belastungen durch Waschmittel, Chemikalien, Gifte, Lösungsmittel und verschiedenste Keime in der Umgebung, also die Zellreparatur nach der Einwirkung von Sonne, Rauch und anderen Umweltbelastungen sowie der Beseitigung und Regeneration von verletzten oder infizierten Hautzellen. Neben den Langerhans-Zellen gehören auch die Keratinozyten zu den immunologisch kompetenten Zellen in der Haut. Beide Zellarten reagieren sehr sensibel auf äußere Einflüsse und werden daher auch selbst leicht durch UV-Bestrahlung in Bezug auf Anzahl und Lebensfähigkeit beeinträchtigt (Immunsuppression).

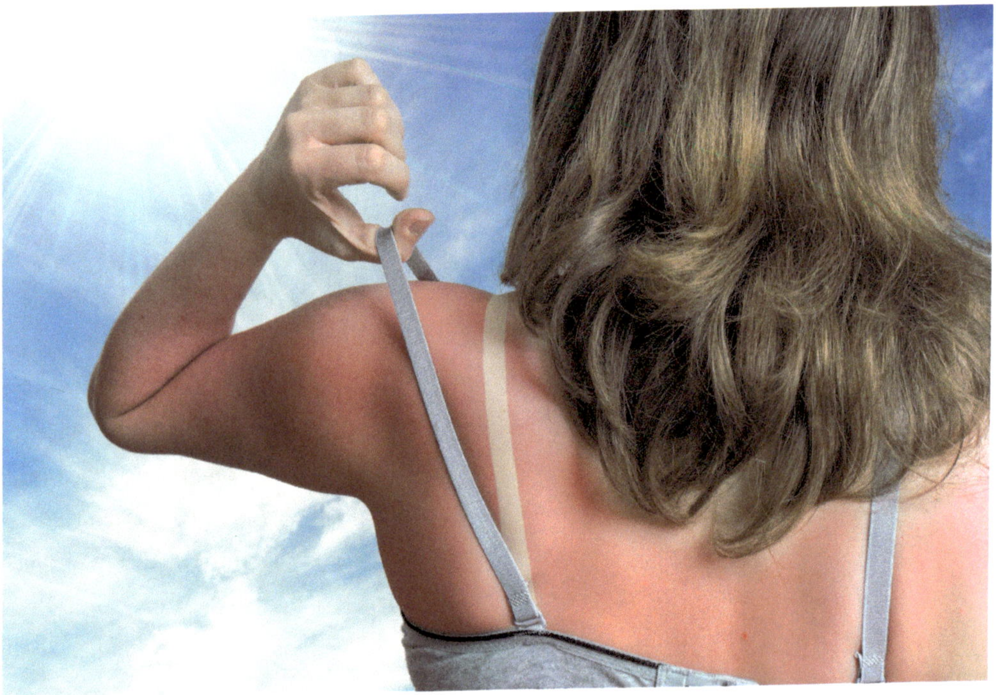

Die Makrophagen der Haut unterstützen bei Schutz und Regeneration der Haut, z.B. bei einem Sonnenbrand.

Eine gesunde, abwehrstarke Haut braucht jedoch eine ausreichende Zahl aktiver Langerhans-Zellen und Keratinozyten. Und hier unterstützt Hefe-Beta-Glucan, indem es die Langerhans-Zellen stimuliert, damit diese Viren, Bakterien und zellfremdes Material in der Haut phagozytisieren (also fressen) bzw. neutralisieren. Vor allem bei Hautschäden wie Wunden oder Sonnenbränden ist diese Funktion sehr wichtig, damit eindringende körperfremde Substanzen effektiv bekämpft werden können. Dazu gehören auch über das Sonnenlicht (UV-Strahlen) entstehende Freie Radikale, die in der Haut Schädigungen hervorrufen.

Durch seine antioxidative Wirkung mildert Beta-Glucan auch diese Schädigungen in der Haut ab. Neben der Verbesserung des Immunschutzes der Haut wirkt Beta-Glucan somit auch der vorzeitigen Hautalterung entgegen. In Zellkultur-Experimenten konnte nachgewiesen werden, dass Beta-Glucan die Hautzellen vor der Erschöpfung der Antioxidansmoleküle bei UV-A-Bestrahlung schützt und das Wachstum von Keratinozyten fördert. Placebokontrollierte Studien mit gesunden Probanden haben zudem gezeigt, dass eine Vorbehandlung der Haut mit Beta-Glucan erheblichen Schutz vor Hautschäden durch aggressive Reinigungsmittel oder UV-A-Bestrahlung bietet und darüber hinaus die Erneuerungsrate der äußeren Hautschicht, des Stratum corneums, verbessert (Zulli 1998).

Dadurch, dass Beta-Glucan die Makrophagen der Haut stimuliert, so dass diese schneller im Wundbereich aktiv sind, kann die Wundheilung mit Beta-Glucan deutlich beschleunigt werden. In einem Versuch mit Mäusen wurde gezeigt, dass bei 60 bis 80 Prozent der Tiere eine schnellere Wundheilung erfolgte, wenn sie mit einer topischen Hefe-Beta-Glucan-Anwendung behandelt wurde. Die durchschnittliche Zeit bis zur vollständigen Wundheilung wurde mithilfe dieser Beta-Glucan-Salbe um etwa 18 Prozent verringert (Wolk 1985). Eine andere Studie zeigte, dass die Makrophagen-Modulation durch Beta-Glucan die Hautfestigkeit in experimentellen Dickdarm- und Hautwunden erhöht. Zudem wurde eine positive Korrelation zwischen der Beta-Glucan-Behandlung, der Wundheilung und der Kollagenbiosynthese beobachtet (Portera 1997). Die konkrete Unterstützung der Wundheilung durch Beta-Glucan beim Menschen konnte in einer Studie an der Medical University of South Carolina eindrucksvoll gezeigt werden. Hier wurden Babys, Kinder und Jugendliche im Alter von sechs bis 16 Jahren mit Verbrühungen oder Verbrennungen, die zwischen ein bis 35 Prozent der Körperoberfläche betrafen, über sechs Wochen mit einem mit Beta-Glucan angereicherten Kollagenfilm behandelt. Die Mediziner berichteten von hervorragenden kosmetischen Ergebnissen, minimalen analgetischen Anforderungen und einem Wegfall der Verbandwechsel, die für die Kinder meist sehr unangenehm sind. Die Schlussfolgerung der Studie ist, dass Verbrennungen zweiten Grades bei Kindern – auch bei Säuglingen und Kleinkindern – sehr gut mit dem Auflegen einer Beta-Glucan-Kollagen-Matrix behandelt werden, denn sie vereinfacht die Wundversorgung für den Patienten und scheint auch die Schmerzen deutlich zu verringern (Delatte 2001).

BETA-GLUCAN IN DER KOSMETIK

Interessanterweise wurde Beta-Glucan kommerziell zuerst von der Kosmetikbranche eingesetzt. Es wurde von namhaften Kosmetikherstellern Gesichtscremes beigemischt. Die Werbeaussage war, dass Beta-Glucan wirksam gegen Falten und Cellulite sei. Auch in Schutzcremes, Puder und Suspensions wird Beta-Glucan daher eingesetzt. Beta-Glucan wird zugeschrieben, durch die Aktivierung dermaler Stammzellen (Fibroblasten) direkt die Kollagenproduktion zu erhöhen (Kougias 2001). Dies ist nicht nur wichtig für die Wundheilung, sondern auch für kosmetische Ziele wie Falten zu minimieren, Krähenfüße abzuschwächen oder Cellulite zu bekämpfen.

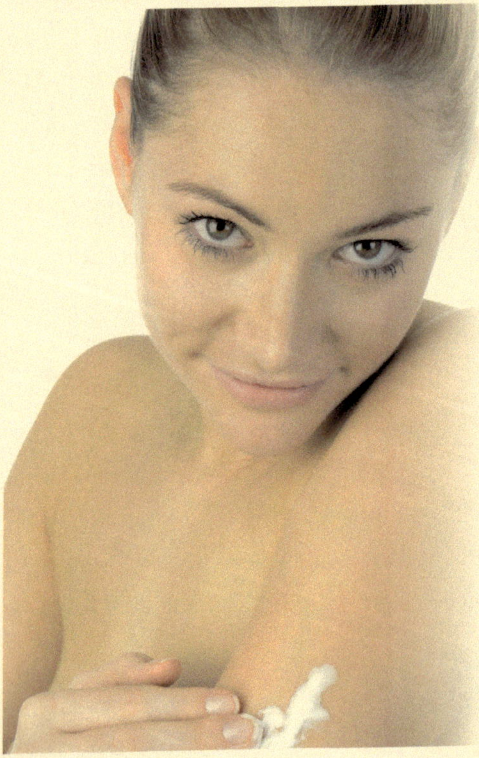

Beta-Glucan wird auch in der Kosmetik eingesetzt.

Aber auch bei Hautproblemen, die über das rein Kosmetische hinausgehen, also Erkrankungen wie Akne, Dermatitis, Ekzeme und Schuppenflechte, kann Beta-Glucan wirksam sein. Die wissenschaftliche Begründung ist, dass Beta-Glucan an die Langerhansschen Zellen, also die bereits erwähnten Immunzellen der Haut, andocken und so einen Beitrag zur Eindämmung der für die Alterung verantwortlichen Freien Radikalen leisten kann. Auch bei postoperativen Hautproblemen wie Narbenbildung oder Infektionen sowie bei trockener Haut, Furunkeln und Herpes simplex soll Beta-Glucan-Creme helfen. Es ist auf jeden Fall eine sanftere und ungefährlichere Methode als kosmetische Chirurgie, Botox-Behandlungen oder Kollageneinspritzungen, bei denen die langfristigen Auswirkungen noch nicht ausreichend erforscht sind. Bei Beta-Glucan-Cremes sind Nebenwirkungen dagegen nicht zu befürchten. Eine gute Beta-Glucan-Creme kann die Elastizität wie auch die Hydratation (Feuchtigkeitsversorgung) der Haut verbessern. Bei Jugendlichen haben Beta-Glucan-Cremes gute Effekte bei Akne gezeigt.

In einer klinischen Studie wurden 150 Frauen acht Wochen mit einer Beta-Glucan-Creme behandelt. Das Ergebnis: Bei 27 Prozent der Probandinnen kam es zu einer Verbesserung der Hautdurchfeuchtung (Hauthydratation), bei 29 Prozent entsprechend zu einer Verminderung der Hauttrockenheit und bei erstaunlichen 56 Prozent zu einer Milderung von Hautfalten (siehe Abbildung Seite 63).

Eine weitere klinische Studie mit 27 Teilnehmerinnen hat die Auswirkung einer topischen Beta-Glucan-Anwendung (Creme) auf feine Hautlinien und Fältchen untersucht. Acht Stunden nach dem Auftragen einer 0,5-Prozent-Beta-Glucan-Lösung drangen 28 Prozent des Beta-Glucans in die Haut und rund vier Prozent erreichten die Dermis, als die Hautschicht, in der die Falten geformt werden. Nach einer achtwöchigen Anwendung konnte mithilfe digitaler Messverfahren nachgewiesen werden, dass die Haut-Rauheit und die Faltentiefe der Haut deutlich reduziert werden konnten. Diese Studie zeigt, dass Beta-Glucan in der Lage ist, tief in die Epidermis einzudringen und dort deutliche positive Effekte erzielen kann. Als Grund für diese Effekte werden die Stimulierung der Fibroblasten (Hautstammzellen) und die Kollagenbildung in der Dermis vermutet (Pillai 2005).

Um effektiv zu sein, sollte eine Creme mindestens ein Prozent Beta-Glucan enthalten. Cremes mit einer geringeren Dosierung werden keine nennenswerten Effekte haben. Diese positive Wirkung hat natürlich viele Kosmetikfirmen motiviert, Beta-Glucan in ihren Kosmetikprodukten einzusetzen. So meldete die Schweizer Firma Ciba Geigy ein Patent auf Beta-Glucan-Creme an, machte aber zunächst keinen Gebrauch davon. Shaklee, eine US-amerikanische Firma, meldete ebenfalls ein Patent auf eine Beta-Glucan-Creme an und behauptete, dass ihre Creme die Lebensfähigkeit der Epidermis-Hautzellen verbessert und Entzündungsreaktionen mildert sowie die Haut vor UV-Strahlung schützt. Ein weiteres Patent wurde von einer australischen Firma angemeldet, die ihre Beta-Glucan-Creme als Mittel zum Schutz vor UV-Strahlung und als Schutz vor Hautkrebs sowie gegen Photoaging bewarb. Eine Schweizer Firma, die ihre Beta-Glucan-Creme zum Patent anmeldete, beanspruchte die Wirkung, dass ihre Creme die Hautwachstumszellen (Keranozyten) fördert und das Immunsystem der Haut stärkt. Dies konnten sie durch eine doppelblinde Placebo-Studie nachweisen, die zeigte, dass nach der Anwendung der Creme eine stärkere Aktivierung des Immunsystems und ein schnellerer Heilungsprozess der Haut nach Infektionen oder Wunden stattfand. 2014 wurde die erste Creme mit einem Beta-Glucan-Anteil von zwei Prozent auf den Markt gebracht.

Der Vollständigkeit halber sei hier noch erwähnt, dass die US-Firma Colgate ein orales „lubricating Beta-Glucan product" zum Patent anmeldete, das zur Therapie von Mundtrockenheit (Xerostomie) entwickelt wurde. Was Mundtrockenheit mit dem Immunsystem zu tun hat? Nun, der Speichel enthält viele Stoffe, die der Immunabwehr dienen, wie z.B. das Sekretorische Immunglobulin A oder Lactoferrin, und erfüllt somit eine antibakterielle Funktion. Wenn nicht genug Speichel produziert wird, kann dies nicht nur zu Zahnproblemen und Zungenschäden führen, es schwächt auch eine wichtige Abwehrbarriere des Körpers. Hier hat sich gezeigt, dass Beta-Glucan äußerst wirkungsvoll unterstützen kann. In einer randomisierten, doppelblinden, Placebo-kontrollierten Studie an Männern mit einer bakteriell bedingten Zahnfleischentzündung (Gingivitis) konnte durch die Gabe von löslichem Beta-Glucan in Form einer Mundspülung die Menge der Zahnfleischtaschenflüssigkeit als Parameter für die Schwere der Erkrankung signifikant gesenkt werden (Preus 2008). Und auch bei Parodontose wirkt Beta-Glucan übrigens über dessen antioxidative Effekte entzündungshemmend (Kim 2012).

Verbesserung des Hautbildes durch Beta-Glucan-Creme

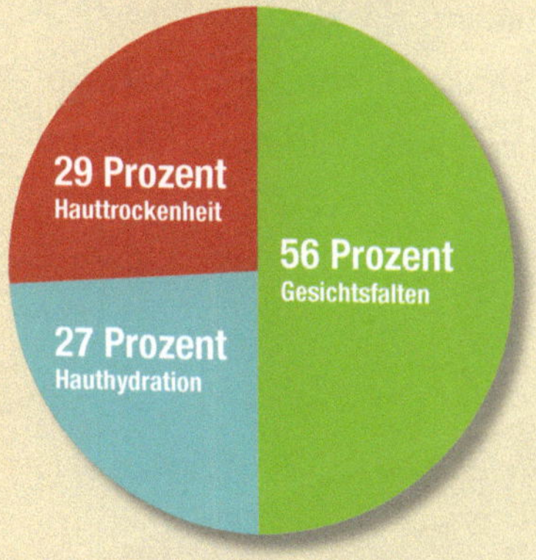

Reizdarm und entzündliche Darmerkrankungen

Ein Großteil des oral verabreichten Beta-Glucans kann in der Leber und im gastrointestinalen Trakt nachgewiesen werden. Daher profitieren die sogenannten GALT-Zellen auch ganz besonders vom Beta-Glucan. Mit GALT wird das darmassoziierte lymphatische Gewebe bezeichnet. Es befindet sich in der Schleimhaut des Gastrointestinaltraktes und könnte auch als ‚Darmimmunsystem' bezeichnet werden. Daher liegt es nahe, dass Beta-Glucan auch ein Ansatz sein kann, gastrointestinale Erkrankungen oder Störungen zu behandeln.

Bedeutung des Darmes

Der Darm spielt in unserem Immunsystem eine besonders wichtige Rolle: Mit 400 bis 500 qm stellt er die größte Kontaktfläche unseres Körpers mit der Außenwelt dar. Hier müssen die über die Nahrung aufgenommenen Eindringlinge (Bakterien, Viren, Parasiten) bekämpft und unschädlich gemacht werden. Nicht umsonst konzentrieren sich im Darm die meisten Immunzellen unseres Körpers. Dazu gehören auch die Makrophagen der Darmschleimhaut. Hier konnte man den Rezeptor für das Beta-Glucan bereits sehr gut identifizieren: Dectin-1 (Brown 2002). Oral genommenes Beta-Glucan ist säurestabil und passiert den Magen problemlos. Dort aktiviert es ann über die speziellen Rezeptoren (Dectin-1) die Makrophagen in der Dünndarmwand. Diese durch Beta-Glucan aktivierten Makrophagen gelangen dann in die örtlichen Lymphknoten (Peyer'sche Plaques), setzen dort Zytokine frei und aktivieren so das Immunsystem im ganzen Organismus. Das heißt, Beta-Glucan fördert sowohl systemisch das gesamte Immunsystem als auch organspezifische Interaktionen (Chan 2009). Nichtsdestoweniger wird Beta-Glucan natürlich auch direkt dort aktiv, wo es zunächst andockt, nämlich im Darm. So konnte eine Studie mit Mäusen zeigen, dass Beta-Glucan offenbar ein wichtiger Potentiator für die mukosale Immunität im Verdauungstrakt ist. Bei Mäusen, die eine Woche lang täglich mit 25 mg aus Hefe isoliertem Beta-Glucan gefüttert wurden, untersuchte man mehrere Immunparameter im Verdauungstrakt. Am auffälligsten war die Zunahme der Anzahl von intraepithelialen Lymphozyten (IEL), also bestimmten Immunzellen in der Darmwand (Tsukada 2003).

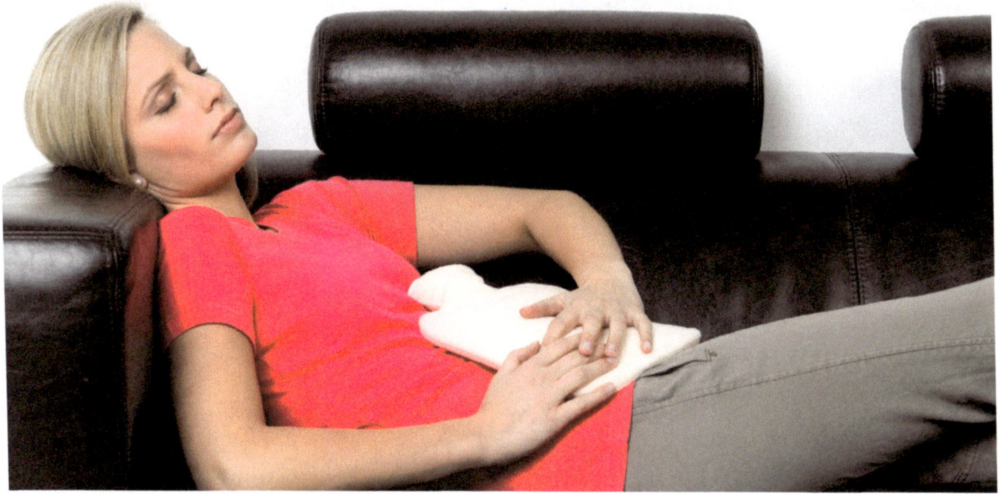

Beta-Glucan wirkt über das darmassoziierte Immunsystem.

Reizdarmsyndrom

Unter dem Reizdarmsyndrom (RDS) leiden rund 12 Millionen Deutsche, davon mehr Frauen als Männer. Die Symptome dieser Darmfunktionsstörung sind für die Betroffenen äußerst unangenehm. Sie variieren zwischen Schmerz, Verstopfung, Durchfall und Blähungen. Trotz gründlicher ärztlicher Untersuchungen findet sich oft keine körperliche Ursache. Man vermutet, dass unter anderem Schäden an der Darmbarriere (Leaky Gut), Veränderungen der Darmflora oder Nahrungsmittelunverträglichkeiten für den Reizdarm verantwortlich sind.

Mehrere Studien konnten bereits zeigen, das Hefe-Beta-Glucan sich positiv auf die Symptome des Reizdarmsymptoms auswirkt. In einer Tiermodell-Studie wurde die Wirkung von Beta-Glucan auf durch Arzneimittel hervorgerufene Bauchschmerzen und verändertes Stuhlverhalten untersucht. Das Ergebnis: Die orale Verabreichung von Beta-Glucan reduzierte sowohl Schmerz als auch Durchfall. Die Forscher schlossen daraus, dass Beta-Glucan vorteilhaft für die Behandlung und Prävention von Reizdarm sein könnte (Asano 2012). Auch in Humanstudien konnte die positive Wirkung von Beta-Glucan bei Reizdarm bereits dokumentiert werden. Reizdarmpatienten, denen eine Mischung aus Beta-Glucan, Inositol und Verdauungsenzymen gegeben wurde, freuten sich über deutliche Verbesserung bei Blähungen und Bauchschmerzen sowie einen Rückgang bei häufigem Stuhldrang (Ciacci 2011).

Entzündliche Darmerkrankungen

Aufgrund seiner immunmodulatorischen und antientzündlichen Effekte wird Beta-Glucan auch in Bezug auf den Einsatz bei entzündlichen Darmerkrankungen untersucht. Hier konnten verschiedene experimentelle Studien zeigen, dass bei einer Colitis oral verabreichtes Beta-Glucan zu einer signifikanten Hemmung des pro-entzündlichen Zytokins Interleukin 1 beta und damit der Entzündung insgesamt führte. Andere Studien haben gezeigt, dass Beta-Glucan eine wichtige Rolle als Immunmodulator bei der Behandlung der Colitis ulcerosa spielt (Nosalova 2001). Eine ganz aktuelle Studie konnte an Morbus-Crohn-Patienten nachweisen, dass Hefe-Beta-Glucan die mit chronisch-entzündlichen Darmerkrankungen assoziierte durchlässige Darmbarriere (Leaky Gut) abschwächen kann. Beta-Glucan hat also positive Effekte auf die intestinale Barrierefunktion (Ganda Mall 2018).

Weitere potenzielle Anwendungsgebiete

Über die oben beschriebenen Anwendungsgebiete hinaus liegt eine Vielzahl von Studien vor, die weitere potenzielle Einsatzbereiche von Beta-Glucan adressieren. Hierzu gehören die Kollagen-induzierte Arthritis oder die Reduzierung von Ermüdung nach körperlichem oder psychischen Stress.

Denn in Stresssituationen und bei hoher psychischer Belastung schüttet unser Körper vermehrt Cortisol aus. Dies schwächt das Immunsystem, da andere Körperfunktionen, wie zum Beispiel die Erhöhung der Reaktionsbereitschaft unter Stress, bevorzugt werden und das Immunsystem in seiner Arbeit gehemmt wird. Folgerichtig konnte in einer Studie gezeigt werden, dass der Körper bei einer regelmäßigen Einnahme von Beta-Glucan-Präparaten besser mit Stress fertig wird. Dazu wurde künstlich Stress in Form von Kälte oder psychischem Druck ausgeübt und daraufhin der Anstieg des Stresshormons Corticosteron gemessen. Wie in der Abbildung Seite 67 ersichtlich, konnte die Beta-Glucan-Einnahme die Stresshormone auf einem mehr oder weniger normalen Level halten (Vetvicka 2009).

Zudem gibt es Studien, die zeigen, dass Beta-Glucan bei Zahnmarks- und Parodontalerkrankungen hilfreich sein kann. Diese bakteriellen Infektionen führen zu lokaler Bindegewebs- und Knochenzerstörung, die durch Beta-Glucan gehemmt werden (Stashenko 1995). So konnte ein hefebasiertes Beta-Glucan den durch diese Infektionen hervorgerufenen periodontalen Knochenverlust signifikant reduzieren. Dies ging einher mit einem erhöhten Plasmaspiegel des Stresshormons Corticosteron, das unter anderem am Stoffwechsel von Natrium und Kalium beteiligt ist, und des Botenstoffs TGF-1, von dem bei Patienten mit chronisch entzündlichen Multisystemerkrankungen leicht erhöhte Werte angestrebt werden (Breivik 2005).

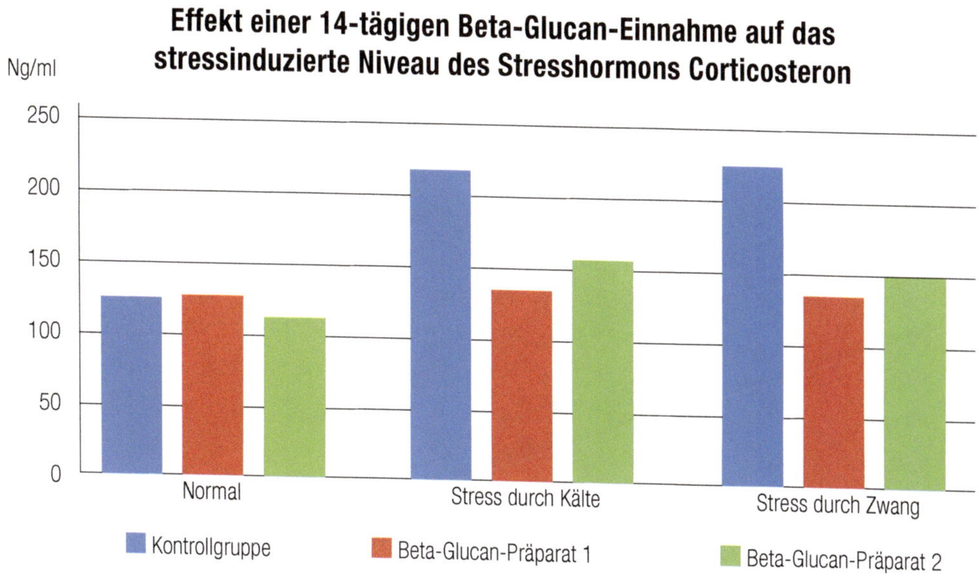

Positive Effekte gab es auch bei Patienten, die einen Herz-Lungen-Bypass erhalten hatten, weil das Beta-Glucan hier bei einer Gabe vor der Operation die Aktivierung der natürlichen Killerzellen verbessern konnte (Hamano 1999). Auch scheint Beta-Glucan den Herzschutz zu unterstützen – wahrscheinlich, indem es die entsprechenden Signalwege der Toll-like-Rezeptoren moduliert (Li 2004).

Eine Studie an der Japan Women‘s University konnte im Tierversuch zeigen, dass Beta-Glucan offenbar die Aufnahme von Eisen unterstützt. Inwieweit Beta-Glucan für Menschen mit Eisenmangel zu empfehlen ist, müsste in weiteren Studien untersucht werden (Mai 2002).

1,4 oder 1,6: der kleine, aber wichtige Unterschied

Wer im Internet nach Beta-Glucan-Produkten sucht, stößt in Online-Shops oder Suchmaschinen zunächst auf Stichworte wie „Cholesterin senken", „Hafer" oder Ähnliches. Warum nicht auf das Stichwort „Immunsystem"? Nun das hängt damit zusammen, dass es zwei Hauparten von Beta-Glucan gibt, zum einen das Beta-1,3/1,6-Glucan aus Pilzen bzw. der Hefe und zum anderen das Beta-1,3/1,4-Glucan aus Hafer bzw. Gerste. Was ist der Unterschied? Es gibt eigentlich nur einen ganz kleinen Unterschied und der liegt in der Art der Bindung zwischen den Zuckermolekülen. Und dieser feine chemische Unterschied zwischen den Beta-Glucanen entscheidet über ihre gesundheitliche Wirkung. Beta-Glucane sind ja Kohlenhydrate, also Vielfachzucker. Und die Form des Beta-Glucans hängt davon ab, wie sich die Zuckermoleküle aneinander binden. Ein Zucker(= Glucose)Molekül besteht aus 6 Kohlenstoff-Atomen. Wenn das erste Kohlenstoff-Atom mit dem vierten Kohlenstoff-Atom des Nachbar-Moleküls verbunden ist, handelt es sich um ein Beta-1,4-Glucan. Wenn darüber hinaus das Kohlenstoff-Atom 1 an dem Kohlenstoff-Atom 3 hängt, dann haben wir noch eine 1,3-Verknüpfung. Das macht diese Verbindung wasserlöslich. Beim Beta-Glucan aus Hefe hingegen ist das erste Kohlenstoff-Atom noch mit dem 6. Kohlenstoff-Atom verknüpft (s. Abb.) Diese Verbindung ist unlöslich.

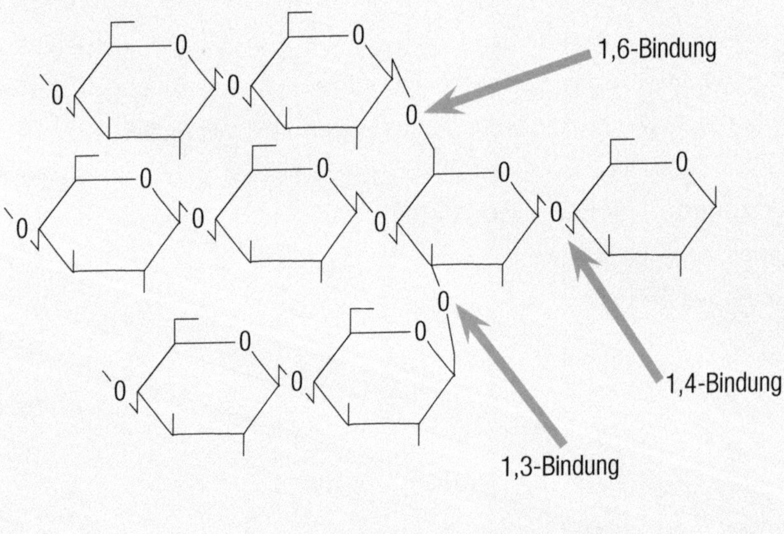

Und nun kommt's: Dieser kleine Unterschied ist ausschlaggebend für die Wirkung. Die in diesem Buch beschriebenen Wirkungen auf das Immunsystem treffen nur für das Beta-1,3/1,6-Glucan zu. Das Beta-1,3/1,4-Glucan hat eine ganz andere Wirkung – nämlich auf den Cholesterinspiegel. Diese wird im folgenden Exkurs beschrieben.

Wer also nach einem Beta-Glucan-Präparat sucht, um sein Immunsystem zu unterstützen, der muss zu einem Beta-1,3/1,6-Glucan aus Hefe (bzw. Vitalpilzen) greifen.

Exkurs: Hafer-Beta-Glucane und Cholesterinspiegel

Zwar geht es in diesem Buch hauptsächlich um die immunmodulatorische Wirkung der Beta-1,3/1,6-Glucane aus Pilzen bzw. Hefe – an dieser Stelle soll aber auch die positive Wirkung der aus Hafer bzw. Gerste stammenden Beta-1,3/1,4-Glucane vorgestellt werden. Diese Beta-Glucane finden sich im Haferkorn hauptsächlich in der Aleuronschicht bzw. in der Subaleuronschicht. Die Beta-1,3/1,4-Glucane gehören zur Gruppe der unverdaulichen Kohlenhydrate. Sie werden nicht im Dünndarm aufgenommen, sondern im Dickdarm fermentiert und dann ganz oder teilweise in kurzkettige Fettsäuren umgewandelt.

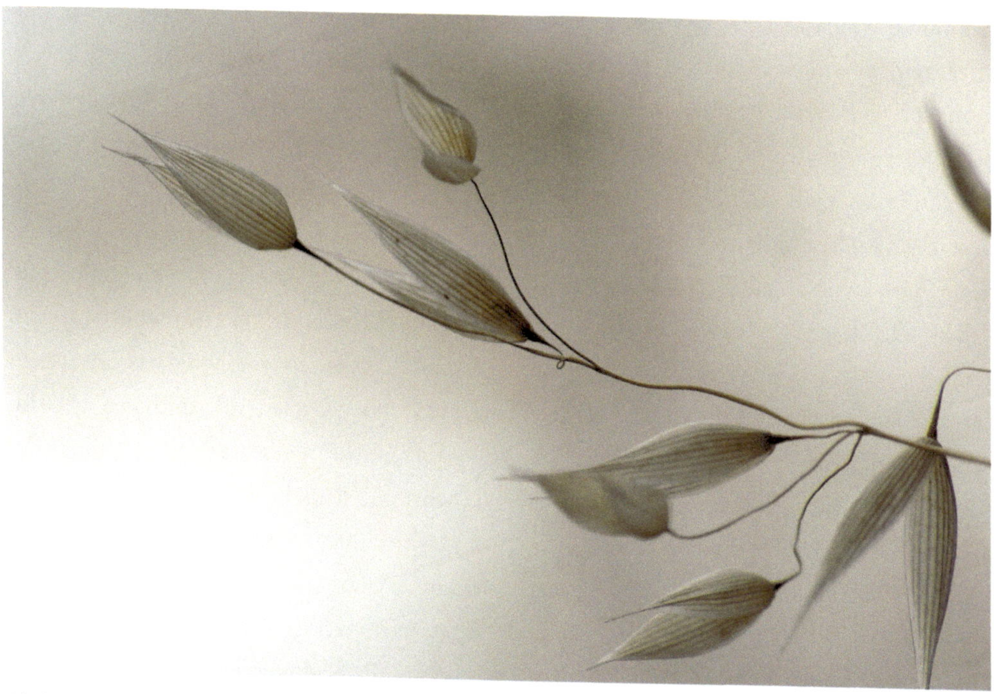

Cholesterinsenkende 1,3/1,4-Beta-Glucane kommen v.a. in Hafer vor.

Der Beta-Glucan-Gehalt ist im Hafer mit durchschnittlich 4,5 Prozent in der Trockensubstanz deutlich höher als im Weizen (0,8 Prozent) und Roggen (2,3 Prozent). Gerste enthält mit 4,8 Prozent vergleichbare Werte wie der Hafer. Ein besonders hoher Anteil an Beta-Glucan findet sich im skandinavischen ‚Oatwell-Hafer' (z.B. enthalten in dem Präparat ‚Cholesterinreduktion Dr. Wolz'). Dort im hohen Norden findet er optimale Bedingungen für seine Reife. Denn er benötigt während der Wachstumsphase ein feuchtes, kühles Klima mit viel Regen und Sonnenschein sowie viel Licht und lange Tage während der Reifeperiode. Die Verbindung dieser speziellen Hafersorte mit dem nordischen Klima und dessen spezielle Aufbereitung führen zu einem besonders hohen Beta-Glucan-Gehalt im Hafer von rund 22 Prozent.

Während nun die Beta-1,3/1,6-Glucane aus Pilzen bzw. der Hefe in erster Linie wegen der immunmodulatorischen Wirkung eingesetzt werden, wirken die Beta-1,3/1,4-Glucane hauptsächlich auf den Cholesterinspiegel. Sie bilden im Darm ein Gel, das Cholesterin aufnimmt und anschließend ausgeschieden wird. Zudem aktivieren sie die Bildung neuer Gallensäuren aus Cholesterin in der Leber. Durch diese beiden Mechanismen verbleibt weniger Cholesterin im Blut und der Cholesterinspiegel sinkt. Dass der tägliche Verzehr von drei Gramm Hafer-Beta-Glucan den Cholesterinspiegel senkt, haben bereits viele klinische Versuche bewiesen. So konnten Placebo-kontrollierte Studien zeigen, dass konzentriertes Hafer-Beta-Glucan den Gesamt- und LDL-Cholesterinspiegel von Erwachsenen mit Hypercholesterinämie um rund zehn Prozent senken konnte, ohne den Wert des ‚guten' HDL-Cholesterins zu verändern (Braaten 1994, Reyna-Villasmil 2007). Zu ähnlichen Ergebnissen kam auch eine Placebo-kontrollierte Studie an der Wehrawald-Klinik in Todtmoos, Deutschland, bei der Patienten mit Übergewicht und Hypercholesterinämie eine fettmodifizierte Diät mit 50 Gramm Haferkleie pro Tag erhielten, was zu einer signifikanten Abnahme des LDL-Cholesterins führte (Berg 2003). Die Wirkung des Hafer-Beta-Glucans hat die behördliche Lebensmittelüberwachungs- und Arzneimittelzulassungsbehörde der Vereinigten Staaten (die amerikanische Food and Drug Administration FDA) schon 1997 dazu veranlasst, für Hafer-Beta-Glucan als nur einer von vier Substanzen die gesundheitsbezogenen Aussagen in der Werbung (= Health Claims) zuzulassen und 2003 zu bestätigen: „reduce blood cholesterol" und „reduces risk of coronary heart diseases". Die Europäische Lebensmittelsicherheitsbehörde EFSA hat sich dem 2000 angeschlossen und folgenden Health Claim vergeben: „Hafer-Beta-Glucan senkt und verringert den Cholesterinspiegel im Blut. Die Senkung des Cholesterinspiegels kann das Risiko einer koronaren Herzerkrankung verringern."

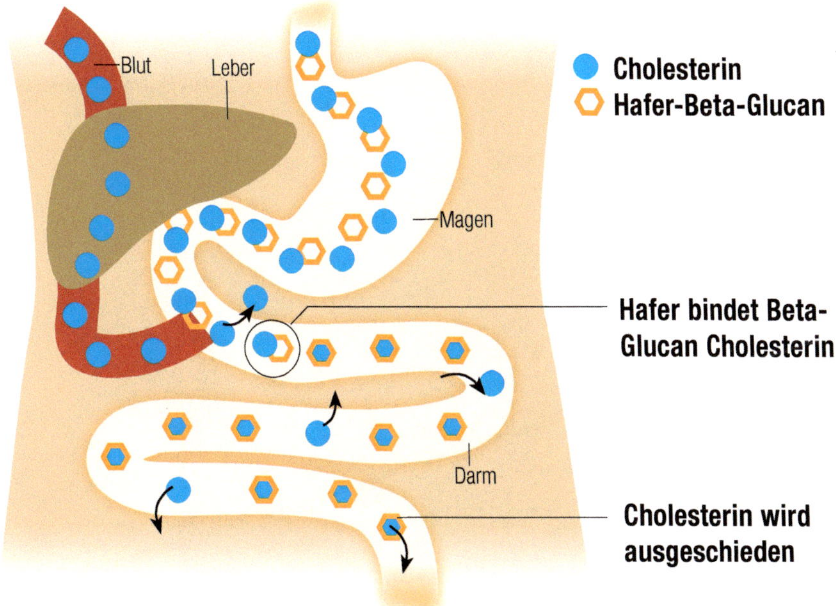

Darüber hinaus eignen sich Hafer-Beta-Glucane auch gut für Typ-2-Diabetiker, da sie eine blutzuckersenkende Wirkung haben, die mit einer Verbesserung der Insulinantwort zusammenhängt. Denn das Beta-Glucan erhöht die Viskosität des Nahrungsbreis in Magen und Darm, macht ihn also dickflüssiger und zäher. Dies verlangsamt die Magenentleerung und verzögert die Resorption der Glucose. Dadurch, dass die Glucose langsamer aufgenommen wird, kommt es erst wieder später zu einem Hungergefühl. Daher haben Hafer-Beta-Glucane auch einen positiven Einfluss auf das Gewichtsmanagement (Chantelau 2000, Foster-Powell 2002, Würsch 1997). Die vorteilhafte Rolle von Hafer-Beta-Glucanen bei der Insulinresistenz, Dyslipidämie, Bluthochdruck und Fettleibigkeit wird kontinuierlich dokumentiert (El Khoury 2012).

Übrigens hat auch das Hafer-Beta-Glucan immunmodulierende Eigenschaften, was aber bisher nur im Rahmen von Tierversuchen, nicht in Humanstudien gezeigt werden konnte. So ist eine hohe körperliche Anstrengung verbunden mit der Abnahme bestimmter Funktionen der Neutrophilen. Dies konnte bei Mäusen mit dem Verzehr von Hafer-Beta-Glucan ausgeglichen werden (Murphy 2007). An den Mäusen wurde daraufhin untersucht, wie sich Beta-Glucan auf die Überlebensfähigkeit nach Infektionen auswirkt. Dazu mussten die Mäuse drei Tage bis zur Erschöpfung in einem Laufrad rennen und wurden dann mit einem Herpes-Virus infiziert. Die darauffolgenden Tage erhielt ein Teil der Mäuse Trinkwasser, das mit Hafer-Beta-Glucan angereichert war, während der andere Teil reines Trinkwasser erhielt. Das erstaunliche Ergebnis: In der Beta-Glucan-Gruppe überlebte eine sehr viel größere Anzahl der Mäuse (Murphy 2008).

Beta-Glucan sinnvoll auch für Tiere?

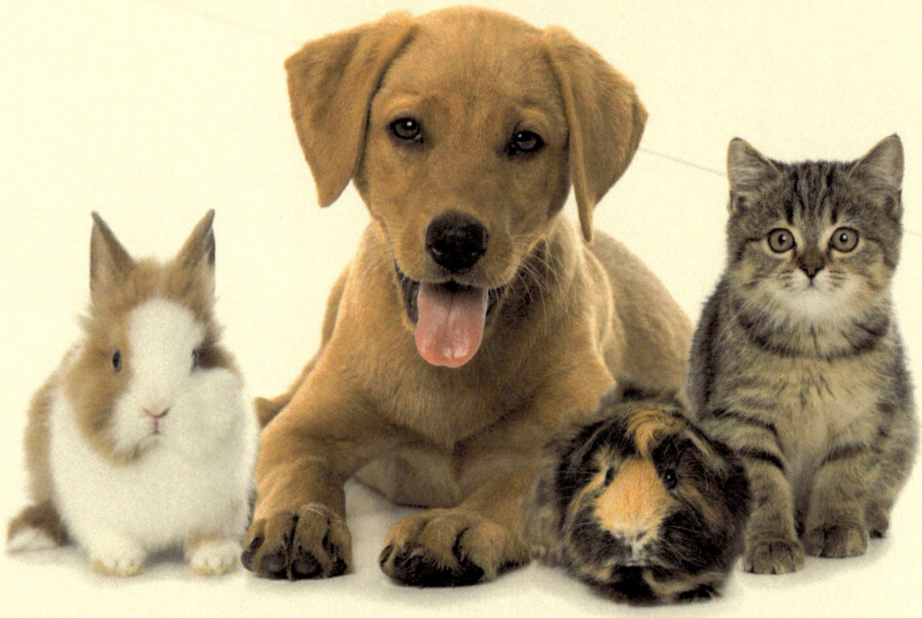

Viele der hier vorgestellten Untersuchungen sind Tierversuche. Daher ist es logisch, das Beta-Glucane auch auf die Gesundheit von Tieren eine positive Wirkung haben. Dies gilt um so mehr, als dass – anders als bei Humanstudien – die Tierversuche unter streng kontrollierten Bedingungen stattfinden und nicht durch subjektive Berichte beeinflusst werden. Die ersten Versuche wurden zwar mit Mäusen gemacht, weitere Studien zeigten aber, dass Beta-Glucane eine immunstimulierende Aktivität auf viele weitere Tierarten haben. Dazu zählen nicht nur Säugetiere wie Ratten, Hasen, Meerschweinchen, Schafe, Schweine und Rinder. Auch bei Fischen, Hühnern Krabben und sogar Würmern hatte Beta-Glucan positive Effekte auf das Immunsystem. Zu erklären ist dies sicher auch damit, dass Beta-Glucan mit den Makrophagen Immunzellen adressiert, die zu den ältesten der Evolution gehören, und bei Invertrebaten wie Würmern manchmal die einzige Art der Immunabwehr darstellt. So wird Beta-Glucan als natürlicher Immunmodulator zum Beispiel auch bereits bei Fischen in norwegischen Aquakulturen eingesetzt, weil das Beta-Glucan hier die Antikörperproduktion der Fische unterstützt (Dalmo 1997). Es gibt auch Untersuchungen, nach denen die Verfütterung von Beta-1,3/1,6-Glucan aus Hefe an Nutztiere deren Wachstumsraten und Leistungen (z.B. Legeleistung bei Hennen) verbessert (Fleischer 2000). Folgerichtig gibt es auch bereits Präparate für Tiere mit Beta-Glucanen (z.B. Petogen® vital für Hunde und Katzen oder Petogen® Turbocon für Brieftauben). Übrigens: Experimente haben gezeigt, dass Beta-Glucan auch beim Pflanzenschutz unterstützen kann (Vetvicka, Sima 2004).

Dosierung, Einnahme, Nebenwirkungen

Zur Unterstützung des Immunsystems sollte ein durchschnittlicher Erwachsener täglich 75 bis 300 mg Beta-Glucane aufnehmen. In akuten Fällen, während einer Krankheit und als Immunkur, können auch 1000 mg und mehr genommen werden. In einer Tagesportion des Beta-Glucan-Präparats Zell Oxygen® Immunkomplex sind beispielsweise 900 mg Beta-Glucane enthalten. Zur Unterstützung des kindlichen Immunsystems sollten Kinder von 2 bis 7 Jahren 60 bis 70 mg Kinder ab 7 Jahren ca. 100 mg Beta-Glucane aufnehmen. Werte für Überdosierungen sind bisher nicht bekannt. Es ist davon auszugehen, dass auch sehr hohe Dosen unkritisch sind, zumal in Teilen Asiens bereits mit immer höheren Dosen behandelt wird. Zwar dauert es rund 13 Tage, bis Beta-Glucan im Körper vollständig abgebaut ist (Hong 2004). Das heißt aber nicht, dass Beta-Glucan nur alle zwei Wochen eingenommen werden sollte. Denn Zelllinien der Makrophagen sind sehr kurzlebig und das Beta-Glucan unterstützt ja wie erläutert die Neubildung von Makrophagen, so dass eine tägliche oder kurweise Einnahme sinnvoll ist.

Um eine maximale Absorption zu gewährleisten, sollte die orale Beta-Glucan-Aufnahme auf nüchternen Magen erfolgen. Beta-Glucan ist säurestabil und kommt daher unbeschadet im Darm an. Enterozyten erleichtern den Transport von Beta-Glucanen und ähnlichen Verbindungen durch die Darmzellwand in den Lymphknoten, wo sie beginnen, mit den Makrophagen zu interagieren, um das Immunsystem zu aktivieren (Frey 1996). Grundsätzlich wird Beta-Glucan (zumindest das natürliche, unlösliche) nicht ins Blut aufgenommen, sondern interagiert mit den Makrophagen der Darmschleimhaut, die dann wiederum systemisch im gesamten Immunsystem kommunizieren. Allerdings haben Studien mit radioaktiven Markern gezeigt, dass sowohl kleine als auch große Fragmente von Beta-Glucanen im Serum zu finden sind, sie werden zu einem kleinen Teil auch aus dem Verdauungstrakt absorbiert (Tsukagoshi 1984). M-Zellen in den Peyer-Plaques transportieren die unlöslichen Glucanteilchen in das darmassoziierte lymphatische Gewebe (Hong 2004).

Bisher sind weder Neben- noch Wechselwirkungen mit Medikamenten oder Phytotherapeutika bekannt geworden. Im Gegenteil: Die Wirkung vieler Medikamente und Therapien kann durch die Gabe von Beta-Glucanen unterstützt oder ergänzt werden. Dies gilt insbesondere für Antibiotika, Chemotherapeutika und bei einer Strahlentherapie. Die Wirkung von Antibiotika kann durch Beta-

Glucane sogar verbessert werden. Dass Beta-Glucane bereits in zahlreichen Humanstudien getestet wurden und in Japan und den USA schon seit vielen Jahren fester Bestandteil der Immuntherapie sind, belegt, dass sie für den menschlichen Konsum sicher sind. Von der amerikanischen Lebensmittelsicherheitsbehörde FDA wurde Beta-1,3/1,6-Glucan daher als sicher eingestuft, ebenso von der europäischen Lebensmittelsicherheitsbehörde EFSA – allerdings nur für das Beta-1,3/1,6-Glucan aus Hefe, nicht für das aus Vitalpilzen.

Wenn bei Ihnen eine Chemo- oder Strahlentherapie ansteht, sollten Sie – natürlich nach Absprache mit dem behandelnden Arzt – mindestens 15 Tage vor Beginn der Behandlung mit der Einnahme beginnen, immer mindestens eine halbe Stunde vor einer Mahlzeit. Die Dosis sollte hier 500 – 1000 mg pro Tag betragen.

Beta-Glucan für Kinder

Pünktlich zu Herbstbeginn fangen viele Kinder an zu schniefen und zu husten. Viele Eltern kennen das und fragen, ob Beta-Glucan auch für Kinder eine sinnvolle Nahrungsergänzung ist. Antwort: Selbstverständlich! Denn der Grund für die häufigen Erkältungen ist das noch nicht voll ausgebildete kindliche Immunsystem, das gerade in der kalten Jahreszeit besonders unter Druck steht. Durch den häufigen Kontakt mit anderen Kindern in Schule und Kindergarten wird die Ansteckungsgefahr noch begünstigt. So ist es kein Wunder, dass wiederkehrende Infekte der häufigste Grund für den Besuch des Kinderarztes sind. Aktuelle Untersuchungen sprechen von durchschnittlich sechs bis acht Infektionen mit einer durchschnittlichen Krankheitsdauer von sieben bis zehn Tagen oder mehr pro Jahr! Umso wichtiger ist es, die Abwehrkräfte der Kinder zu stärken. Neben ausreichend Schlaf und viel Bewegung an der frischen Luft, einer ausgewogenen Ernährung mit viel frischem Obst und Gemüse kann eben auch Beta-Glucan unterstützen. So zeigte zum Beispiel eine Studie der Universität Louisville/USA, dass bereits eine kurzzeitige orale Verabreichung von Beta-Glucan die körperliche Ausdauer bei Kindern mit Atemwegsproblemen stimulierte und durch die Stabilisierung des sIgA-Spiegels – also der schützenden Immunzellen in den Körperflüssigkeiten – die Immunabwehr unterstützt (Vetvicka 2013, Richter 2015). Auch bei Kindern mit Pollenallergie verbesserte Beta-Glucan die Symptome (Miraglia 2014, Jesenak 2014).

Die Ursache der kindlichen Immunschwäche liegt oft in einer Schwäche der natürlichen Abwehrbarrieren, von denen die Darmflora eine der wichtigsten ist. Leider ist diese bei Kindern wegen häufiger Antibiotikaeinnahme oft gestört. Da Beta-Glucan bei der Stärkung des darmbasierten Immunsystems ansetzt, ist es sogar besonders zu empfehlen. Leider enthalten viele Beta-Glucan-Präparate speziell für Kinder künstliche Geschmacksstoffe oder Zucker. Deshalb bei der Wahl des entsprechenden Präparats lieber auf natürliche, geschmacksneutrale Produkte zurückgreifen (z.B. KinderImmun von Dr. Wolz).

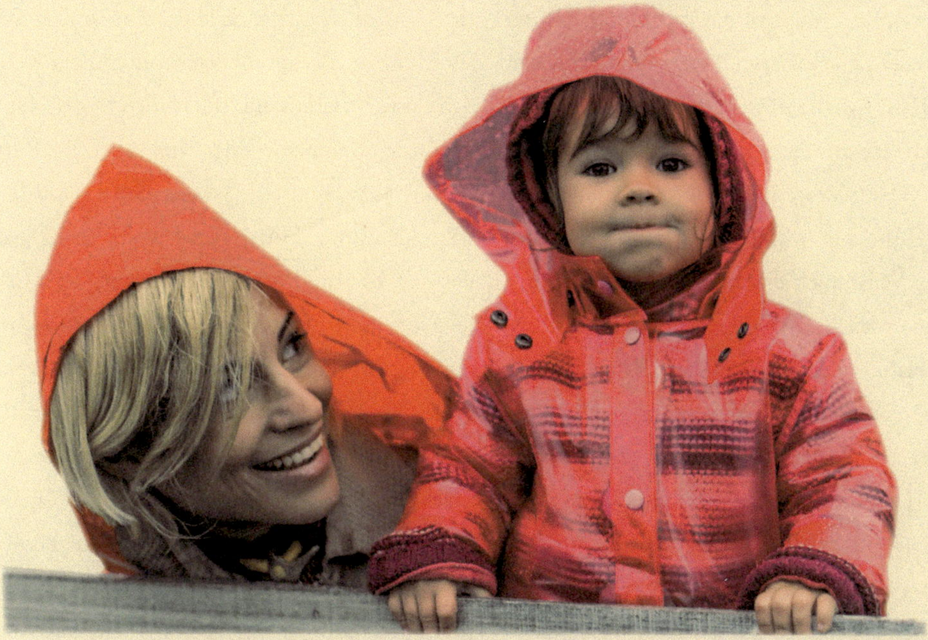

Kombination mit anderen Substanzen und Medikamenten

In der letzten Zeit wurde auch untersucht, ob es Substanzen gibt, welche die Wirkung von Beta-Glucan in der Krebstherapie noch unterstützen können. Und da ist man fündig geworden: Offenbar haben Resveratrol und Vitamin C Synergieeffekte, wenn sie mit Beta-Glucan kombiniert werden. Eine aktuelle Studie der Universität Louisville (USA) fand heraus, dass die Anti-Krebs-Eigenschaften einer Kombination aus Beta-Glucan, Resveratrol und Vitamin C im Vergleich zu den Einzelkomponenten sowohl die Antikörperbildung als auch die Phagozytose stärker aktivierte. Die Studie zeigt, dass diese Kombination das Wachstum von Brust- und Lungentumoren unterdrückte, man vermutet, weil durch diese Substanzkombination die Apoptose – also der frühzeitige Zelltod entarteter Zellen – stimuliert wurde (Vetvicka V. 2012). Mehrere weitere wissenschaftliche Studien haben einige positive Effekte gezeigt, wenn Beta-Glucan in Kombination mit Vitamin C gegeben wurde (Verlhac 1998, Eicher 2006). Vermutlich hängt dies damit zusammen, dass auch Vitamin C ähnliche positive Immunreaktionen hervorruft wie Beta-Glucan, also die Förderung der Makrophagen-Aktivitäten, der NK-Zellaktivität und der spezifischen Antikörperbildung. Eine Studie an Mäusen zeigten signifikante Heilungskräfte einer Beta-Glucan-Vitamin-C-Kombination bei der Behandlung einer Mesocestoides-Corti-Infektion. Die Behandlung führte zu einer positiven Modulation der Leberfibrose und der pathophysiologischen Veränderungen (Ditteova 2003).

Auch die Kombination von Beta-Glucan und Resveratrol scheint besonders sinnvoll zu sein. Resveratrol gehört zu den Sekundären Pflanzenstoffen der Polyphenole und findet sich in verschiedenen Obst- und Gemüsesorten. Neben verschiedenen biochemischen, biologischen und pharmakologischen Aktivitäten hat Resveratrol auch zahlreichen immunmodulatorische Effekte, wie die Unterdrückung der Lymphozytenproliferation, die Änderungen in der Zell-vermittelten Zytotoxizität, die Zytokinproduktion und das Auslösen der Apoptose. Zudem konnten Studien eine präventive Wirkung in Bezug auf Krebs dokumentieren. Da Resveratrol besonders reichlich in der Haut von roten Trauben – und damit auch im Rotwein – vorkommt, wird es gern als Grund für das sogenannte ‚Mittelmeer-Paradox' genannt, das den Umstand beschreibt, dass in der Mittelmeerregion trotz häufigem Rotwein-Konsums Krebs und Herz-Kreislauf-Erkrankungen deutlich geringer auftreten als in Zentraleuropa. Die möglichen Synergieeffekte von Beta-Glucan und Resveratrol auf Immunreaktionen beruhen vermutlich darauf, dass sowohl Beta-Glucan als auch Resveratrol die Phagozytose von Blutleukozyten anregen. In einer Studie führte diese Substanzkombination zu einer schnelleren Wiederherstellung der Milz nach einer experimentell hervorgerufenen Leukopenie (Aziz 2003). Auch in Bezug auf die Expression wichtiger Gene, die bei Brustkrebs eine Rolle spielen und hier das Immunsystem unterstützen, konnten Synergieeffekte von Beta-Glucan und Resveratrol beobachtet werden (Vetvicka 2007b).

Kombination mit Antibiotika

Vor dem Hintergrund der zunehmenden Gefahr der Antibiotika-Resistenzen stimmt es hoffnungsvoll, dass Beta-Glucan in Zellversuchen bei einer Infektion mit antibiotikaresistenten Keimen die Wirksamkeit der eingesetzten Antibiotika verbesserte! Dies konnte nachgewiesen werden für Leishmania major, Leishmania donovani, Candida albicans, Toxoplasma gondii, Streptococcus suis, Plasmodium berghei, Staphylococcus aureus, Escherichia coli, Mesocestoides corti, Trypanosoma cruzi, Eimeria vermiformis und Bacillus anthracis (Vetvicka 2009).

Eine wichtige Frage ist, ob Beta-Glucan in Kombination mit Antibiotika genommen werden kann und ob dies sinnvoll ist. Die Antwort lautet in beiden Fällen „ja". Denn mehrere Studien konnten zeigen, dass Beta-Glucan die Wirkung von bestimmten Antibiotika unterstützt, was insbesondere dann wichtig sein kann, wenn bereits Antibiotika-Resistenzen vorliegen. So führte die zusätzliche Gabe von Beta-Glucan bei einer Antibiotikatherapie von Meerschweinchen dazu, dass die Tiere eine Infektion mit antibiotika-resistenten Keimen, die normalerweise zu einer tödlichen Sepsis führt, überstanden (Kernodle 1998). In einer Studie mit Mäusen mit Bauchfellentzündung (Peritonitis) konnte gezeigt werden, dass die Antibiotikadosis bei gleichzeitiger Gabe von Beta-Glucan reduziert werden konnte. Die Langzeitüberlebensrate dieser Mäuse konnte durch diese Kombinationstherapie um 56 Prozent gesteigert werden, die Anzahl der pathogenen Bakterien war deutlich geringer und die Zahl der Immunzellen signifikant höher. Auch bei einer postoperativen Sepsis hat sich die Wirkung einer Kombinationstherapie aus Antibiotika und Beta-Glucan im Tierversuch als besser erwiesen als die alleinige Antibiotika-Therapie (Bowers 1989). Übrigens sollte auf Basis dieser Ergebnisse einmal darüber nachgedacht werden, dass die Antibiotikagabe an Tiere in der Landwirtschaft reduziert werden könnte, wenn man sie mit Beta-Glucan kombinieren würde…

Darreichungsformen

Beta-Glucan ist kein Medikament. Es ist (noch) nicht möglich, Beta-Glucan synthetisch so herzustellen, dass es als Wirkstoff kommerziell eingesetzt werden kann. Es handelt sich somit um einen reinen Naturstoff, der in therapeutischer Form normalerweise im Rahmen von Nahrungsergänzungsmitteln verabreicht wird. Achtung: Viele Produkte haben keinen therapeutischen Wert, weil sie nur kleine Mengen von Beta-Glucan enthalten. Mindestens 500 mg reines (d.h. mit einem Reinheitsgrad von mindestens 70 Prozent) Beta-Glucan pro Tagesdosis – also nicht gebunden in einer Vitalpilzlösung oder einem Hefepulver – sollte das Präparat enthalten. Diese können als Monopräparate mit Hefe-Beta-Glucan (Kapseln bzw. Pulver), als Präparate in Form von Algen- oder Vitalpilz-Zubereitungen oder im Rahmen von Kombinationspräparaten (z.B. KinderImmun Dr. Wolz) eingenommen werden. Bei Kombinationspräparaten in Pulver- bzw. Kapselform sollte darauf geachtet werden, dass sie auch Vitamin C und/oder Resveratrol enthalten, weil diese Substanzen eine gute Synergiewirkung mit Beta-Glucan haben. Besonders wertvoll sind Kombinationspräparate mit Enzym-Hefezellen, weil die Beta-Glucane hier als Bestandteile der Hefe in höchst bioaktiver Form vorliegen und deshalb vom Körper sehr gut aufgenommen und verwertet werden können (z.B. in Zell Oxygen® Immunkomplex, das noch zusätzlich mit einem hohen Anteil an reinem Beta-Glucan angereichert wird).

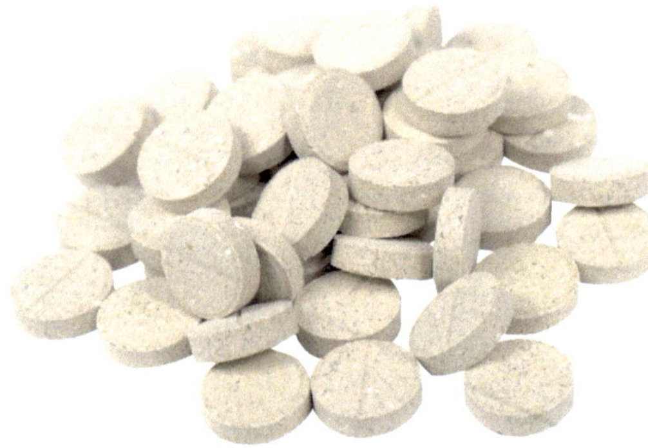

Bei Beta-Glucan-Präparaten darauf achten, dass der Gehalt konkret auf der Verpackung ausgewiesen wird.

Einige Hersteller werben damit, dass ihr Beta-Glucan besser bioverfügbar sei, weil es „aufgrund der geringeren Partikelgröße" besser im „Darm aufgenommen" werden könne. Diese Aussage ist jedoch mit Skepsis zu beurteilen. Denn Beta-Glucan muss nicht in erster Linie im Darm „aufgenommen" werden. Es aktiviert vielmehr über die Peyerschen Plaques in der Darmwand das Immunsystem. Es geht also um eine Erkennung und Aktivierung der Immunzellen (Makrophagen und dendritische Zellen). Die Aktivierung erfolgt durch eine Rezeptor-Bindung, bei der die spezielle dreidimensionale Beta-Glucan-Struktur eine entscheidende Rolle spielt. Eine Aufnahme des Beta-Glucans in die Immunzellen ist jedoch nicht notwendig. Nur ein sehr geringer Teil gelangt überhaupt ins Blut.

Daher ist eine geringe Partikelgröße auch nicht maßgeblich. Im Gegenteil: Es spricht viel dafür, dass partikuläres Beta-Glucan – also eines, das in der Molekülstruktur nicht verändert wurde –, wie es z.B. in Präparaten wie Zell Oxygen® Immunkomplex, KinderImmun oder Beta-Glucan + Vitamin C Immun enthalten ist, eine stärkere Immun-Wirkung entfaltet, da hier die Beta-Glucane nicht in kleinste Bruchstücke zerteilt sind. Denn in Studien wird immer wieder betont, dass die gesamte räumliche Beta-Glucan-Struktur für eine Erkennung durch das Immunsystem entscheidend ist (Graubaum 2012). Daher sind Beta-Glucan-Präparate besser, bei denen darauf geachtet wird, diese Struktur möglichst intakt zu halten und auch durch den Produktionsprozess nicht zu beschädigen. Ich konnte keine Studien finden, die zeigen, dass Beta-Glucan mit geringerer Partikelgröße eine Wirkung haben, geschweige denn eine bessere Wirkung haben als Beta-Glucan mit größeren Partikeln. Im Gegenteil: In Studien, die den Unterschied zwischen unlöslichem und löslichem Beta-Glucan untersucht haben, wurde Folgendes festgestellt: Die Behandlung mit oral verabreichten, aus der Hefe stammenden Beta-Glucan-Partikeln löste potente Antitumor-Immunantworten aus und regulierte immunsuppressive Zellen drastisch herunter. Dies führte zu einer Verlangsamung des Tumorwachstums. Lösliches Beta-Glucan alleine hatte dagegen keine therapeutische Wirkung (Qi 2011). Zudem fand man heraus, dass Dectin-1-Rezeptoren trotz ihrer Fähigkeit, sowohl lösliche als auch partikuläre Beta-Glucan-Polymere zu binden, nur durch partikuläre, also natürliche, unlösliche Beta-Glucane, aktiviert werden (Goodridge 2011).

Beta-Glucan aus Hefe oder aus Vitalpilzen?

Während Beta-Glucan aus Hefe bisher noch nicht so bekannt ist, erlangte das Beta-Glucan aus Vitalpilzen wegen seiner Verwendung in der „Traditionellen Chinesischen Medizin" (TCM) unter Naturheilkundigen bereits eine gewisse Popularität. Die Frage, welche Art von Beta-Glucan besser ist, das aus Hefe oder das aus Vitalpilzen, kann so nicht beantwortet werden, denn es gibt hier kein ‚besser' oder ‚schlechter'. Auch die Wirksamkeit der verschiedenen Pilz-Glucane kann sehr unterschiedlich sein. So zeigte der Agaricus blazei Murill bei In-vitro-Tests zur Immunstimulation im Vergleich zu einem anderen Pilz, dem Agaricus bisporus oder auch Zweisporiger Egerling bzw. Zucht-Champignon, kaum bzw. keine Immun-Wirkung (Volman 2003). Berücksichtigt werden muss auch, dass der Beta-Glucan-Gehalt in getrockneten Pilzen bei rund 10 bis 40 Prozent liegt, während das aufgereinigte Beta-Glucan aus Hefe in der Regel einen Reinheitsgrad von über 70 Prozent hat.

Die Unterschiede in der Struktur von Pilz- und Hefe-Beta-Glucan führt zu jeweils anderen Funktionen, so dass beide Arten von Beta-Glucan bei unterschiedlicher ... lika-tionen eingesetzt werden kö... ne Be- ... und Vitalpilz-Beta-Glucan ... aus Pilzen ... sich je- ta-1,3-1,6-Ver... lucan und doch in ... ist kürze...

besser in Wasser löslich. Partikuläres Hefe-Beta-Glucan hat eine größere Partikelgröße und ist normalerweise nicht in Wasser löslich (Volman 2008). Bereits durchgeführte Humanstudien mit Hefe-Beta-Glucan belegen eine gute Wirksamkeit für die dreidimensionale Struktur. Zu den Pilzglucanen sind mir solche Humanstudien zum Beleg der Wirksamkeit bisher leider nicht bekannt.

Vergleich von Vitalpilz- und Hefe-Beta-Glucan

[Volman et al. (2008), Physiology & Behavior, 94(2): 276-84]

Beta-Glucan-Typ	Struktur	Beschreibung
Vitalpilz	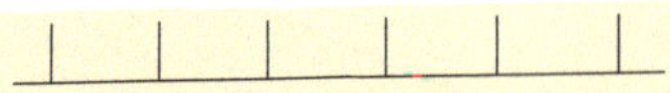	kurz Beta-1,6-verzweites-1,3-Glucan
Hefe		lang Beta-1,6-verzweigtes-1,3-Glucan

Beta-Glucane von Pilzen werden normalerweise als wässriger Extrakt aus Pilzen verkauft. Daher enthält der Extrakt nicht nur Beta-Glucan, sondern auch weitere Polysaccharide, Proteine und andere Substanzen. Der Körper kann diese Bindungsstrukturen nicht immer problemlos auflösen, so dass man nicht sicher sein kann, dass das enthaltene Beta-Glucan effektiv vom Organismus genutzt wird. Hinzu kommt, dass sich auch die Spezifikationen für dieses Material zwischen den Herstellern unterscheiden. So zeigt eine Analyse der Zusammensetzung eines Präparats mit dem Mandelpilz A. blazei Murill als […]tandteil 57,7 Prozent Glucose auf, […]teil auch die Beta-Glucane ent[…] […] genaue Anteil an Beta-Glu[…] […]annt, jedoch ist er durch […]terer Inhaltsstoffe limitiert und kann die 57 Prozent eigentlich nicht übersteigen (Volman 2003). Wer also auf eine hohe Reinheit des Beta-Glucans Wert legt – das heißt mindestens 70 Prozent –, der sollte auf jeden Fall den genauen Beta-Glucan-Anteil des Vitalpilz-Präparats erfragen oder auf ein Hefe-Beta-Glucan-Präparat zurückgreifen.

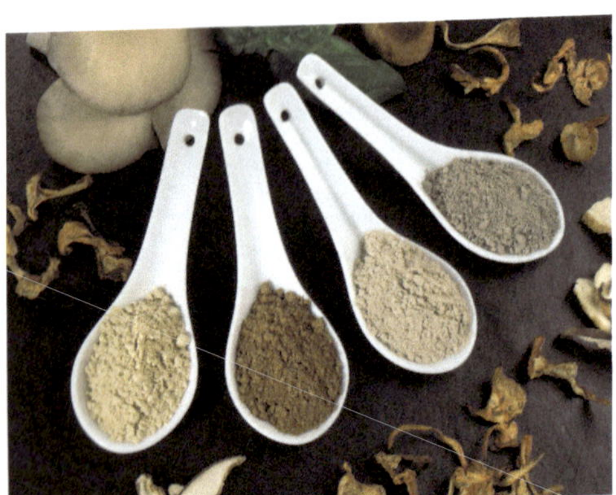

Bei Vitalpilz-Präparaten auf den konkret ausgewiesenen Beta-Glucan-Anteil achten.

ENZYM-
HEFEZELLEN:

Beta-Glucan
in höherer Bioverfügbarkeit

Entscheidend für die Wirksamkeit von Beta-Glucan ist neben der Struktur und dem Molekulargewicht vor allem die Bioverfügbarkeit, also die Möglichkeit des menschlichen Verdauungsapparates, Beta-Glucan zu resorbieren. Besonders hoch ist die Bioverfügbarkeit von Hefe-Beta-Glucan in Enzym-Hefezell-Präparaten.

Die speziellen Enzym-Hefezellen entstehen während eines fünftägigen biologischen Kulturprozesses mit Fruchtsäften unter Sauerstoffzufuhr auf einem speziellen Nährboden, der die Vitamine C und E, Carotinoide, Selen, Zink und Chrom enthält, die alle immunmodulatorisch wirken und dadurch die Wirkung des Beta-Glucans unterstützen. Da die Temperatur beim Herstellungsprozess 32 °C nicht überschreitet, können alle biologisch aktiven Vitamine und Enzyme erhalten bleiben, die aufgrund der besonderen Dünnwandigkeit der Hefezellen optimal bioverfügbar sind. Diese Inhaltsstoffe werden also nach einem patentierten Verfahren in Zellbestandteile aus Enzym-Hefezellen und so in eine gelöste und resorbierbare Form gebracht; eine Eigenschaft, die für die Aufnahme über die Darmmukosa mittels des intestinalen lymphatischen Gewebes und für die weitere Wirksamkeit im Organismus unerlässlich ist. Belegt werden konnte die Wirksamkeit dieser Enzym-Hefezell-Präparate unter anderem durch umfangreiche Studien der Universität Freiburg und der Universität Valadolid. Danach wurden Leistungssportler, eine für Infektionen besonders gefährdete Gruppe, durch die Einnahme von Enzym-Hefezellen und den enthaltenen Mineralstoffen und Spurenelementen wesentlich weniger anfällig für Infektionen, erholten sich nach Wettkampf beziehungsweise Training schneller und sind insgesamt messbar leistungsfähiger (Berg 1997, Pereda 1999).

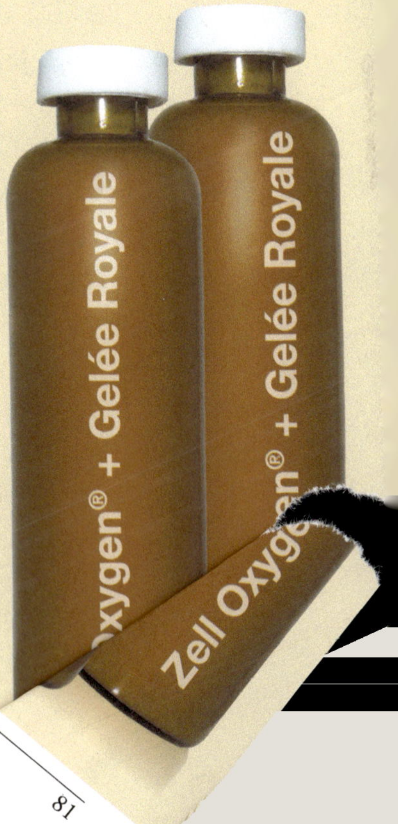

Resümee

Ich hoffe, ich konnte Ihnen überzeugend darlegen, warum Beta-Glucan eine hervorragende Substanz ist, die tatsächlich in der Lage ist, Ihr Immunsystem effektiv zu unterstützen. Beta-Glucan ist nicht nur wirksam, sondern auch ganz natürlich, nebenwirkungsfrei und darüber hinaus noch preisgünstig. Das Wirkprinzip von Beta-Glucan basiert auf einer uralten Strategie von Lebewesen, sich gegen Eindringlinge zu wehren. Die Makrophagen, der Wirkort von Beta-Glucan, sind evolutionär die ältesten Immunzellen, ohne die kein Lebewesen der Erde auskommt. Aber unser Immunsystem muss immer wieder ‚geschult' werden, es braucht regelmäßig Reize, um nicht zu verkümmern und um im Notfall schlagkräftige Abwehrmechanismen in Gang zu setzen. Dieses Immuntraining können Sie mit Beta-Glucan ganz einfach durchführen. Machen Sie zwei bis drei Mal im Jahr eine Immunkur mit Beta-Glucan – sinnvollerweise im Herbst, Winter und Frühjahr oder vor der Grippesaison.

Wichtig: Achten Sie darauf, dass es sich um unlösliches Beta-1,3/1,6-Glucan handelt – nur diese Art von Beta-Glucan hat die in diesem Buch vorgestellten immunmodulierenden Wirkung. Am besten im Rahmen von Humanstudien erforscht ist das Beta-1,3/1,6-Glucan aus der Hefe. Empfehlenswert sind daher spezielle Beta-1,3/1,6-Glucan-Kapseln oder Präparate mit Enzym-Hefezellen. Wählen Sie eine Dosierung von 900 mg pro Tag und achten Sie darauf, dass dies auch konkret auf der Verpackung angegeben ist.

Unser Immunsystem ist die Basis unserer Gesundheit. Je besser unserer Immunabwehr arbeitet, desto besser wird unser Körper mit den Herausforderungen der Umwelt fertig, die zu Krankheiten führen können und den Alterungsprozess beschleunigen. Die Darstellung der Wirkweise und die Zusammenstellung der Studienergebnisse zu Beta-Glucan werden bei Ihnen hohe Erwartungen geweckt haben. Sie werden sich fragen, wann und in welcher Form mit einer Wirkung zu rechnen ist. Nun, rund 10 bis 15 Tage, nachdem Sie begonnen haben, regelmäßig Beta-Glucan einzunehmen, wird Ihr Knochenmark vermehrt weiße Blutkörperchen in Ihren Körper strömen lassen. Diese werden in Ihrem Körper patrouillieren, um alles Verdächtige wie Keime, Bakterien, Viren, Krebszellen, pathogene Pilze und Parasiten zu vernichten. In diesem Sinne: Bleiben Sie gesund!

Glossar

abdominal	das Abdomen (Bauchbereich) betreffend
Adaptogen	Substanzen, die dem Organismus helfen sollen, sich erhöhten körperlichen und emotionalen Stresssituationen anzupassen.
adjuvant	helfend, unterstützend
Akute-Phase-Proteine	in der Leber hergestellte Eiweißstoffe, die der Lokalisierung und Verhinderung der Ausbreitung von Entzündungen dienen
Allergen	allergieauslösende Substanz
Angiogenese	Neubildung von Blutgefäßen
Antigene	fremder Eiweißstoff, der im Körper zur Bildung von Antikörpern gegen sich führt
Antikörper	(auch Immunglobuline) vom Immunsystem gebildete Eiweißmoleküle zur Bekämpfung von Krankheitserregern und Fremdkörpern
Antioxidans, antioxidativ	Substanzen (auch Oxidationshemmer oder Radikalenfänger), die in der Lage sind, freie Radikale zu binden
Antiviral	gegen Viren gerichtet
Apoptose	programmierter Zelltod
Atopie	genetisch determinierte Bereitschaft, auf aerogenen, gastrointestinalen oder kutanen Kontakt mit natürlichen oder künstlichen Umweltstoffen mit gesteigerter IgE-Bildung zu reagieren.
Biological Response Modifier	natürlicher Immunmodulator
Bioverfügbarkeit	Bezeichnet die Menge eines Wirkstoffes, die nach dem Verdauungsprozess und der Zirkulation im Blut tatsächlich am eigenen Wirkort (z.B. Organ) ankommt
Chemotaxis	Beeinflussung der Fortbewegungsrichtung
Dendritische Zellen	Zellen des Immunsystems, die sich je nach Typ entweder aus Monozyten oder aus Vorläufern der B- und T-Zellen entwickeln. Sie haben eine wichtige Funktion in der Überwachung der Umgebung.
Doppelblind	Form des Experiments, bei der weder der Proband noch der Wissenschaftler wissen, wer zur Experimental- und wer zur Prüfungsgruppe gehört.
Dyslipidämie	Verschiebung der Zusammensetzung von Lipiden im Plasma
Effektorzelle	Zellen des Immunsystems, die Antikörper produzieren und in den Organismus abgeben

Endotoxine	Zerfallsprodukte von Bakterien, die im Organismus zahlreiche (meist negative) Reaktionen auslösen
Endogen	im Körper selbst entstehend
Enterozyten	häufigste Zellen des Dünndarmepithels, die für die Resorption unterschiedlicher Stoffe aus der Nahrung zuständig sind
Enzyme	Eiweißstoffe, die Stoffwechselreaktionen steuern
Eosinophile	Untergruppe der Leukozyten (weiße Blutkörperchen)
epidermal	die Epidermis (Oberhaut) betreffend
Exogen	außerhalb des Organismus entstehend
Expression	Biosynthese von Proteinen anhand der genetischen Information (DNS)
Fibroblasten	Hautstammzellen
Freie Radikale	instabile und hochreaktive Atome, die Zellmembrane schädigen und DNA zerstören
Gastro-intestinal	den Magen-Darm-Bereich betreffend
gentoxisch	Wirkungen von chemischen Stoffen, die Änderungen im genetischen Material von Zellen auslösen
Gingivitis	zumeist bakteriell verursachte Entzündung des marginalen Zahnfleisches
Glucose	Traubenzucker
Gluthationperoxidase	Enzym, das die Abwehr von oxidativem Stress unterstützt
glykosidisch	bestimmte Kohlenhydratverbindung
Granulozyten	die zahlenmäßig größte Untergruppe der weißen Blutkörperchen (Leukozyten), die vor allem für die Abwehr von Infektionen durch Bakterien, Pilze oder Parasiten wichtig sind
hämorrhagisch	zu Blutungen führend
Health Claim	zugelassene gesundheitsbezogene Werbeaussage
humoral	die Körpersäfte betreffend
Hyperglykämie	hohe Blutzuckerwerte
Immunglobuline	Antikörper (Abwehrzellen), die sich an Krankheitserreger anheften und sie auf diese Weise markieren, so dass sie von den Fresszellen gefunden und gefressen werden können
Immunmodulation	positive Beeinflussung des Immunsystems durch bestimmte Substanzen
Immunsuppression	Unterdrückung einer immunologischen Reaktion (z. B. bei Transplantationen)
induziert	von außen herbeigeführt

Interferon	bei Virusinfektionen von Körperzellen gebildeter Eiweißkörper, der nicht infizierte Zellen vor Viren schützt
Interleukin	körpereigene Botenstoffe der Zellen des Immunsystems
Intraepithelial	innerhalb des Epithels (Zellschicht) gelegen
Intramuskulär	innerhalb der Muskeln gelegen
Ischämie	Unterversorgung des Gewebes mit Sauerstoff
Kanzerogen, karzinogen	Krebs erzeugend
kardiovaskulär	das Herz-Kreislauf-System betreffend
Katalase	Enzym, das das Zellgift Wasserstoffperoxid durch Spaltung in Wasser und Sauerstoff unschädlich macht
Keranozyten	Hautwachstumszellen
Killerzellen	zum Immunsystem gehörende Zelle, die veränderte Zellen des Körpers zerstört
Komplementsystem	Teil des unspezifischen humoralen Immunsystems, das zur Vernichtung von zellulären Antigenen (z.B. Bakterien) beiträgt
koronar	zu den Herzkranzgefäßen gehörend
Langerhans-Zellen	Makrophagen der Haut
Leaky Gut	geschädigter (‚durchlässiger') Darm
Leukopenie	Bei einer Leukopenie (auch: Leukozytopenie) ist die Anzahl der Leukozyten im Blut zu niedrig.
Lipidperoxidation	Chemischer Prozess, bei dem Lipide (Fette) durch hochreaktive Radikale oxidieren. Die daraus entstehenden Fettsäure-Radikale setzen eine Kettenreaktion in Gang, die zu Schäden an der Zellmembran führt.
Lymphom	Sammelbegriff für chronische Lymphknotenvergrößerungen (auch Tumore)
Lymphozyten	weiße Blutkörperchen
Makrophagen	Sonderform der weißen Blutkörperchen (Fresszellen), die Fremdkörper und Zelltrümmer abbauen, sind auch an der Abwehr von Entzündungen beteiligt.
Mannan	Kohlenhydrat, das wie Beta-Glucan in Zellwänden von Pilzen/Hefen vorkommt
Mediator	Botenstoff
metabolisch	den Stoffwechsel betreffend
Metastase	Tochtergeschwulst
Mitochondrien	Zellbestandteile, die zur Energiegewinnung der Zel[...] („Zellkraftwerke")

Monozyten	Makrophagen des Blutes
Morbidität	Häufigkeit der Erkrankungen innerhalb einer Bevölkerungsgruppe
Mukosal	die Schleimhäute betreffend
mutiert	entartet
Myeloische Progenitorzellen	Zellen, die sich später differenzieren können, sich zu einer speziellen Zelle (z.B. Lungenzelle) und nicht zu einer Krebszelle entwickeln
Myelosuppression	Schädigung des Knochenmarks
Neutrophile	Untergruppe der Leukozyten (weißen Blutkörperchen) und Teil des unspezifischen, angeborenen Immunsystems
NK-Zellen	natürliche Killerzellen
ödematös	Ödeme (Geschwulste) aufweisend
Onkogenese	Krebsentstehung
opsonieren	markieren bestimmter Mikroorganismen durch Antikörper
oral	über den Mund aufnehmen
Ovalbumin	Eiweiß, mit dem künstlich allergische Reaktionen ausgelöst werden
Pandemie	länder- und kontinentübergreifende Ausbreitung einer Krankheit beim Menschen
pathogen	krankmachend
pathophysiologisch	krankhaft veränderten Körperfunktionen
Peyer'sche Plaques	Ansammlungen von Lymphfollikeln in der Dünndarmschleimhaut. Sie gehören zu den lymphatischen Organen bzw. zum darmbasierten Immunsystem (GALT).
Phagozyten	weiße Blutkörperchen, die eingedrungene Fremdstoffe, besonders Bakterien, unschädlich machen können
phagozytieren	Fremdstoffe, Mikroorganismen, Gewebetrümmer in sich aufnehmen und durch Enzyme auflösen (‚auffressen')
Placebo	Arzneimittel, das keinen Arzneistoff enthält
pleiotrop	Eigenschaft einer Substanz, durch ihre Wirkung auf verschiedene Zielstrukturen unterschiedliche Wirkungen hervorzurufen
Polymer	chemische Verbindung, die aus Ketten- oder verzweigten Molekülen besteht, die aus gleichen oder gleichartigen Einheiten (den sogenannten Monomeren) bestehen
Po…arid	langkettige Kohlenhydrate
pos…	nach einer Operation
Prolif…	schnelles Wachstum beziehungsweise Vermehrung von Gewebe
Protoz… …roliferativ	einzellige Organismen

Randomisiert	Verfahren, bei dem die Versuchspersonen in einem Experiment unter Verwendung eines Zufallsmechanismus unterschiedlichen Gruppen zugeordnet werden
Rhinitis	Schnupfen
Rhinorrhoe	starke Absonderung von dünnflüssigem bis schleimigem Nasensekret
Reperfusionsschaden	Krankheitsprozess, der durch die wiederhergestellte Durchblutung nach einer mehr oder weniger lang andauernden Minderdurchblutung (Ischämie) einer Extremität oder eines Organs ausgelöst wird.
Rezeptoren	Andockstellen für Beta-Glucan-Fragmente auf den Makrophagen (CR3-Rezeptoren, Toll-like-Rezeptoren und Toll-like-Rezeptoren)
Score	Messwert
Sekretion	Absonderung
Sepsis	Durch Infektion ausgelöste lebensbedrohliche, komplexe systemische Immunreaktion (im Volksmund auch „Blutvergiftung" genannt)
Signalweg	Übertragung von Signalen in der Zelle aufgrund von äußeren Reizen, die zu zellulären Effekten führen
signifikant	zu groß, um noch als zufällig gelten zu können
Silent inflammation	unterschwellige (subklinische) Entzündungsprozesse
Splenomegalie	krankhafte Vergrößerung der Milz
Superoxiddismutase	wichtiges Antioxidans: alle (Entgiftungs-)Enzyme, die Superoxid-Anionen zu Wasserstoffperoxid umwandeln
Supplementierung	gezielte und ergänzende Aufnahme einzelner Nährstoffe im Rahmen von Nahrungsergänzungspräparaten
synergistisch	zusammen wirkend
systemisch	das ganze System, den kompletten Organismus betreffend
TH1 / TH2-Lymphozyten	T-Helferzellen mit einer unterstützenden, steuernden Funktion für das Immunsystem
Thorax	Brustkorb
Titer	Messwert für die chemische Konzentration einer Substanz
Topische Medikamente	Alle Medikamente, die nicht eingenommen oder gespritzt, sondern lokal aufgebracht werden (z.B. Salben, Cremes, Sprays, Gurgellösungen u.a.)
Troponin T	Protein (Eiweiß), das in den Muskeln vorkommt. Kardiales Troponin T ist nacheinem Herzinfarkt erhöht.
Tumorprotektiv	vor einem Tumor schützend
T-Zellen	gehören zur Zellgruppe der Lymphozyten und spielen eine wichtige Rolle im Immunsystem

Vertebraten	Wirbeltiere
Xerostomie	Mundtrockenheit
Zytokine	Proteine, die für die Kommunikation der Immunabwehrzellen (Leukozyten) untereinander notwendig sind
Zytostatika	Krebsmedikamente
zytotoxisch	Zellen und Gewebe schädigend

Abkürzungsverzeichnis

Abb.	Abbildung
AIDS	Acquired immunodeficiency syndrome
CAT	Katalase
DNS / DNA	Desoxyribonukleinsäure / engl. -acid
EFSA	European Food Safety Authority
EHEC	Enterohämorrhagische Echerichia coli
FDA	Food and Drug Administration (USA)
GALT	gut associated lymphatic tissue
HIV	human immunodeficiency virus
IEL	Intraepitheliale Lymphozyten
IG	Immunglobulin
IL	Interleukin
PAMPs	Pathogen-asssoziierte molekulare Muster
RDS	Reizdarmsyndrom
SOD	Superoxiddismutase
TCM	Traditionelle Chinesische Medizin
TNF	Tumor-Nekrose-Faktor

Literatur

Aarsaether, E. et al.: Cardioprotective effect of pretreatment with beta-glucan in coronary artery bypass grafting. Scand Cardiovasc J. 2006 Oct;40(5):298-304.

Adam, J., Barret, A., Barret-Ballet, C.: Essais clinique controlès en double insu de l'ultralevure lyophilisée. Ètude multicentrique par 25 médecins de 388 cas. Méd. et Chir. Digestives, 5, 1976, 401–406.

Akramiene, D. et al.: Effects of beta-glukans on the immune system. Medicina (Kaunas). 2007;43:597-606.

Aleem, E.: β-Glucans and their applications in cancer therapy: focus on human studies. Anticancer Agents Med Chem. 2013 Jun;13(5):709-19.

Al Tuwaijri, A.S. et al.: Effect of glucan on Leishmania major infection in BALB/c mice. J Med Microbiol. 1987;23:363–365.

Asano, T. et al.: Effects of β-(1,3-1,6)-D-glucan on irritable bowel syndrome-related colonic hypersensitivity. Biochem Biophys Res Commun. 2012 Apr 6;420(2):444-9. doi: 10.1016/j.bbrc.2012.03.015. Epub 2012 Mar 10.

Auinger, A. et al.: Yeast (1,3)-(1,6)-beta-glucan helps to maintain the body's defence against pathogens: a double-blind, randomized, placebo-controlled, multicentric study in healthy subjects. European Journal of Nutrition, December 2013, Volume 52, Issue 8, pp 1913-1918

Aziz, A. et al.: Laminarin elicits defense responses in grapevine and induces protection against Botrytis cinerea and Plasmopara viticola. Mol Plant Microbe Interact. 2003;16:1118–1128. [PubMed]

Babincova, M. et al.: Antioxidant properties of carboxymethylglucan: comparative analysis. J. Med. Food, 5: 79-83, 2002

Babineau, T.J. et al.: Randomized phase I/II trial of a macrophage-specific immunomodulatory (PGG-glucan) in high-risk surgical patients. Annals of Surgery, 220: 601-609, 1994

Bacon, J.S. et Farmer, V.C.: The presence of a predominantly beta(1-6) component in preparations of yeast glucan. Biochem J. 1968;110:34P–35P.

Batbayar, S. et al: Medicinal mushroom Lingzhi or Reishi, Ganoderma lucidum (W.Curt.:Fr.) P. Karst., beta-glucan induces Toll-like receptors and fails to induce inflammatory cytokines in NF-kappaB inhibitor-treated macrophages. Int J Med Mushrooms. 2011;13(3):213-25.

Batbayar, S. et al.: Immunomodulation of Fungal β-Glucan in Host Defense Signaling by Dectin-1. Biomol Ther (Seoul). 2012 Sep;20(5):433-45. doi: 10.4062/biomolther.2012.20.5.433.

Berg, A. et al.: Wirkung eines biologischen Kombinationspräparates auf Enzym-Hefezellbasis auf Muskelstress und Immunsystem. Sonderdruck aus der Deutschen Zeitschrift für Sportmedizin 1997; 48 (11/12):1–7

Berg, A. et al.: Effect of an oat bran enriched diet on the atherogenic lipid profile in patients with an increased coronary heart disease risk. A controlled randomized lifestyle intervention study. Ann Nutr Metab. 47:306-11; 2003

Bøgwald, J.; Johnson, E.; Seljelid, R.: The cytotoxic effect of mouse macrophages stimulated in vitro by a beta-1,3-D-glucan from yeast cell walls. Scand J Immunol 1982; 15 (3): 297–304

Bohn, J. A. et BeMiller, J.N.: (1-3)-ß-D-glucans as biological response modifiers: a review of structure-functional activity relationships. Carbohydrate Polymers, 28:3,1995

Bousquet, M. et al.: Enhancement of resistance of mice Toxoplasma gondii by 2 polysaccharides beta 1-3, beta 1-6 (PSAT and Scleroglucan). Ann Parasitol Hum Comp. 1988;63:398–409.

Bowers , G. J. et al.: Glucan enhances survival in an intraabdominal infection model. J. Surg. Res., 47:183-188, 1989

Braaten, J.T. et al.: Oat beta-glucan reduces blood cholesterol concentration in hypercholesterolemic subjects. Eur J Clin Nutr. 1994 Jul;48(7):465-74.

Breivik, T. et al.: Soluble ß-1,3/1,6-glucan from yeast inhibits experimental periodontal disease in Wistar rats. J. Clin. Periodont., 32: 347-362, 2005

Browder, W. et al.: Beneficial effect of enhanced macrophage function in the trauma patient. Ann Surg. 1990 May;211(5):605-12; discussion 612-3.

Brown, G.D. et Gordon S.: Immune recognition. A new receptor for beta-glucans. Nature. 2001 Sep 6;413(6851):36-7.

Brown, G.D. et al.: Dectin-1 is a major beta-glucan receptor on macrophages. J Exp Med. 2002 Aug 5;196(3):407-12.

Carpenter, K.C. et al.: Baker's yeast β-glucan supplementation increases monocytes and cytokines post-exercise: implications for infection risk? British Journal of Nutrition. Volume 109, Issue 3, 14 February 2013 , pp. 478-486

Chan, G.C., Chan, W.K., Sze, D.M.: The effects of beta-glucan on human immune and cancer cells. J Hematol Oncol. 2009;2:25.

Chantelau, E.: The Glycaemic Index of Carbohydrate Foods: An Update from a Diabetologist's Perspective. Aktuelle Ernährungsmedizin 2000; 25: 176–185

Chen, J. et Seviour R.: Medicinal importance of fungal beta-(1-->3), (1-->6)-glucans. Mycol Res. 2007 Jun;111(Pt 6):635-52. Epub 2007 Mar 7.

Chihara, G. et al.: Inhibition of mouse sarcoma 180 by polysaccharides from Lentinus edodes (Berk.) sing. Nature, 222: 687-688, 1969

Chihara, G.: Antitumor and metastasis-inhibitory activities of lentinan as an immunomodulator: an overview. Cancer Detect Prev Suppl. 1987;1:423-43.

Ciacci, C. et al.: Effect of beta-glucan, inositol and digestive enzymes in GI symptoms of patients with IBS. Eur Rev Med Pharmacol Sci. 2011 Jun;15(6):637-43.

Cook JA, Holbrook TW. Immunogenicity of soluble and particulate antigens from Leishmania donovani: effect of glucan as an adjuvant. Infect Immun. 1983;40:1038–1043.

Deibert P. et al. (I): Wirkung einer Nahrungsergänzung auf Basis von Enzym-Hefezellen auf den oxidativen Stress bei klinisch gesunden Normalpersonen. Sportmed präventivmed 2011;41:15-20.

Deibert P. et al. (II): „Wirkung einer Glukanreichen Nahrungsergänzung auf Basis von Enzym-Hefezellen auf die LPS-induzierte Cytokin- Stimulation", veröffentlicht in der Zeitschrift für Sport- und Präventivmedizin 4/2011

Delatte, S.J. u.a.: Effectiveness of beta-glucan collagen for treatment of partial-thickness burns in children. J Pediatr Surg. 2001 Jan;36(1):113-8.

Demir, G. et al.: Beta-Glucan induces proliferation and activation of monocytes in peripheral blood of patients with advanced breast cancer. Int Immunopharmacol. 2007 Jan;7(1):113-6. Epub 2006 Sep 5.

Deutsches Krebsforschungszentrum Krebsinformationsdienst, www.krebsinformationsdienst.de 2018

Dharsono, T. et al.: Effects of Yeast (1,3)-(1,6)-Beta-Glucan on Severity of Upper Respiratory Tract Infections: A Double-Blind, Randomized, Placebo-Controlled Study in Healthy Subjects. J Am Coll Nutr. 2018 Sep 10:1-11. doi: 10.1080/07315724.2018.1478339. [Epub ahead of print]

Di Luzio N.R. et Riggi, S.J.: The effect of laminarin, sulfated glucan and oligosaccharides of glucan on reticuloendothelial activity. J. Reticuloendothel. Soc., 8: 465-473, 1970

Di Luzio N.R., Williams DL, Sherwood ER, Browder IW.: Modification of diverse experimental immunosuppressive states by glucan. Surv Immunol Res 1985; 4 (2): 160–167

Ditteova, G. et al.: Modulation of liver fibrosis and pathophysiological changes in mice infected with Mesocestoides corti (M. vogae) after administration of glucan and liposomized glucan in combination with vitamin C. J Helminthol. 2003;77:219–226. [PubMed]

El Khoury, D. et al.: Beta-Glucan: health benefits in obesity and metabolic syndrome. J Nutr Metab. 2012;2012:851362. Epub 2011 Dec 11.

Feldmann, S.: Randomized Phase II Clinical Trials of Wellmune WGP® for Immune Support During Cold and Flu Season. Vol.9,No.1&2,2009.The Journal of Applied Research

Driscoll, M. et al.: Therapeutic potential of various beta-glucan sources in conjunction with anti-tumor monoclonal antibody in cancer therapy. Cancer Biol Ther. 2009 Feb;8(3):218-25. Epub 2009 Feb 3.

Dritz, S.S. et al.: Influence of dietary beta-glucan on growth performance, nonspecific immunity, and resistance to Streptococcus suis infection in weanling pigs. J Anim Sci. 1995;73:3341–3350.

EFSA Journal 2010; 8 (12): 1885

EFSA Panel on Dietetic Products, Nutrition and Allergies (NDA). Scientific Opinion on the substantiation of a health claim related to Yestimun® and immune responses pursuant to Article 13(5) of Regulation (EC) No 1924/2006. EFSA Journal 2010; 8:1607.

EFSA Panel on Dietetic Products, Nutrition and Allergies (NDA). Scientific Opinion on the substantiation of health claims related to beta-glukans from oats and barley and maintenance of normal blood LDL-cholesterol concentrations (ID 1236, 1299), increase in satiety leading to a reduction in energy intake (ID 851, 852), reduction of post-prandial glycaemic responses (ID 821, 824), and "digestive function" (ID 850) pursuant to Article 13(1) of Regulation (EC) No 1924/2006. EFSA Journal 2011;9:2207.

EFSA Panel on Dietetic Products, Nutrition and Allergies (NDA). Scientific Opinion on the safety of 'yeast beta-glukans' as a Novel Food ingredient. EFSA Journal 2011;9:2137.

Foster-Powell, K.; Holt, S.H.A.; Brand-Miller, J.C.: International table of glycemic index and glycemic load values. Am. J. Clin. Nutr. 76 (2002), 5-56

Eicher, S.D. et al.: Supplemental vitamin C and yeast cell wall beta-glucan as growth enhancers in newborn pigs and as immunomodulators after an endotoxin challenge after weaning. J Anim Sci. 2006;84:2352–2360.

Fleischer, L. G. et al.: Blood cells and plasma proteins of chickens fed a diet supplemented with (1-->3),(1-->6)-beta-D-glucan and enrofloxacin. Arch Tierernahr. 2000;53(1):59-73.

Frey, A. et al: Role of the glycocalyx in regulating access of microparticles to apical plasma membranes of intestinal epithelial cells: implications for microbial attachment and oral vaccine targeting. J Exp Med. 1996 Sep 1;184(3):1045-59.

Ganda Mall, J.-P. et al.: A β-Glucan-Based Dietary Fiber Reduces Mast Cell-Induced Hyperpermeability in Ileum From Patients With Crohn's Disease and Control Subjects Inflammatory Bowel Diseases, Volume 24, Issue 1, 1 January 2018, Pages 166–178,

Goodridge, H.S. et al.: Beta-glucan recognition by the innate immune system. Immunol Rev. 2009 Jul;230(1):38-50. doi: 10.1111/j.1600-065X.2009.00793.x.

Goodridge, H.S. et al.: Activation of the innate immune receptor Dectin-1 upon formation of a 'phagocytic synapse'. Nature. 2011 Apr 28;472(7344):471-5. doi: 10.1038/nature10071.

Gordon, M. et al.: A phase II controlled study of a combination of the immune modulator, lentinan, with didanosine (ddl) in HIV patients with CD4 cells of @))-500mm3. J. Med., 26: 193-207, 1995

Gorgos, R. et Wolz, G.: Beta-Glukane und Immunsystem. Erfahrungsheilkunde. 2005;54:638-643

Graubaum, H.-J. u.a.: A Double-Blind, Randomized, Placebo-Controlled Nutritional Study Using an Insoluble Yeast Beta-Glucan to Improve the Immune Defense System. Food and Nutrition Sciences Vol. 3 No. 6 (2012) , Article ID: 19913 , 9 pages DOI:10.4236/fns.2012.36100

Gu, Y. et al.: Tumoricidal effects of beta-glukans: mechanisms include both antioxidant activity plus enhanced systemic and topical immunity. Nutr Cancer. 2008;60:685-91.

Hampshire J.: Zusammensetzung und ernährungsphysiologische Qualität von Hafer. Ernährung/Nutrition, Vol. 22/NR.

Hamano, K. et al.: The preoperative administration of lentinan ameliorated the impairment of natural killer activity after cardiopulmonary bypass. Int. J. Immunopharmac., 21: 531-540, 1999

Harada, T. et Ohno, N.: Contribution of dectin-1 and granulocyte macrophage-colony stimulating factor (GM-CSF) to immunomodulating action of ß-glucan. Int. Immunopathol., 8: 556-556, 2008

Hong, F. et al.: Betaglucan functions as an adjuvant for monoclonal antibody immunotherapy by recruiting tumoricidal granulocytes as killer cells. Cancer Res 2003; 63 (24): 9023–9031

Hong, F. et al.: Mechanism by which orally administered beta-1,3-glucans enhance the tumoricidal activity of antitumor monoclonal antibodies in murine tumor models. J Immunol. 2004 Jul 15;173(2):797-806.

Horvatova, E. et al: Evaluation of genotoxic and cytotoxic effects of H_2O_2 and DMNQ on freshly isolated rat hepatocytes; protective effects of carboxymethyl chitin-glucan. Neuroendocrinol. Lett., 29: 644-648, 2008

Ina, K. et al: The use of lentinan for treating gastric cancer. Anticancer Agents Med Chem. 2013 Jun;13(5):681-8.

Itoh, W. et al.: Immunopharmacological study of sulfated schizophyllan (SPG). I. Its action as a mitogen and anti-HIV agent. Int. J. Immunopharmacol., 12: 225-233, 1990

Jährig, S.C.: Bioaktivitäten von Wertstoffen aus Saccharomyces Hefen. Univ.-Diss, Berlin 2007

Jesenak, M. et al.: β-Glucans in the treatment and prevention of allergic diseases. Allergol Immunopathol (Madr). 2014 Mar-Apr;42(2):149-56. doi: 10.1016/j.aller.2012.08.008. Epub 2012 Dec 17.

Jesenak, M. et al.: Anti-allergic effect of Pleuran (β-glucan from Pleurotus ostreatus) in children with recurrent respiratory tract infections. Phytother Res. 2014 Mar;28(3):471-4. doi: 10.1002/ptr.5020. Epub 2013 Jun 7.

journalMED: Beta-Glucan verstärkt Wirksamkeit von Vakzinen gegen Vogelgrippe. 24.11.2006 (www.journalmed.de)

Jung, K. et al.: Antiviral effect of Saccharomyces cerevisiae beta-glucan to swine influenza virus by increased production of interferon-gamma and nitric oxide. J Vet Med B Infect Dis Vet Public Health. 2004 Mar;51(2):72-6.

n, A.A. et al.. Structural, thermal, functional, antioxidant & antimicrobial properties of β-d-glucan extracted from baker's yeast (Saccharomyces cereviseae)-Effect of γ-irradiation. Carbohydr Polym. 2016 Apr 20;140:442-50. doi: 10.1016/j.carbpol.2016.01.003. Epub 2016 Jan 4.

Kida, K. et al: An immunopotentiator of ß-1,6;1,3 D-glucan prevents diabetes and insulinitis in BB rats. Diabetes Res. Clin. Practice, 17:75-79, 1992

Kanai K, Kondo E.: Beta-1, 3 glucan as an immunopotentiator against experimental tuberculous infection in mice. Kekkaku 1980; 55 (8): 371–374

Kawashima, S. et al.: β-glucan curdlan induces IL-10-producing CD4+ T cells and inhibits allergic airway inflammation. J Immunol. 2012 Dec 15;189(12):5713-21. doi: 10.4049/jimmunol.1201521. Epub 2012 Nov 7.

Kenyon, A.J., Michaels, E.B.: Modulation of early cellular events in wound healing in mice. Am J Vet Res. 1983 Feb;44(2):340-3.

Kernodle, D.S. et al.: Propylactic anti-infective activity of poly-[1-6]-ß-glucopyranosyl-[1-3]-ß-D-glucopyranose glucan in guinea pig model of staphylococcal wound infection. Antimicrobial Agents Chemotherap., 42:545-549, 1998

Kim, H.M. et al: Stimulation of humoral and cell mediated immunity by polysaccharide from mushroom Phellinus linteus. Int J Immunopharmacol 1996, 18, 295-303.

Kim, H. D. et al.: Effects of ß-glucan from Aureobasidium pullulans on acute inflammation in mice. Arch. Pharm. Res. 40: 323-328, 2007.

Kim ,YS, Ke F, Zhang QY. Effect of beta-glukan on activity of antioxidant enzymes and Mx gene expression in virus infected grass carp. Fish Shellfish Immunol. 2009 Aug;27:336-40.

Kim, Y.S. et al.: Effects of Polycan, a β-glucan, on experimental periodontitis and alveolar bone loss in Sprague-Dawley rats. J Periodontal Res. 2012 Dec;47(6):800-10. doi: 10.1111/j.1600-0765.2012.01502.x. Epub 2012 Jul 10.

Kirmaz, C. et al.: Effects of glucan treatment on the Th1/Th2 balance in patients with allergic rhinitis: a double-blind placebo-controlled study. Eur Cytokine Netw. 2005 Jun;16(2):128-34.

Kogan, G. et al.: Yeast cell wall polysaccharides as antioxidants and antimutagens: can they fight cancer? Neoplasma. 2008;55(5):387-93.

König D, Keul J, Northoff H, Halle M, Berg A. Einfluß einer 6-wöchigen Intervention mit enzymaktiven Hefezellen und Antioxidantien auf Belastungsstreß und Antioxidantienstatus. Wien med Wschr 1999;149:13-18.

Kouigias, P. et al.: Normal human fibroblasts express pattern recognition receptors for fungal (1-3)-ß-D-glucans. Inf. Immun., 69:3933-3938, 2001

Kumar, P. et Ahmad, S.: Glucan-induced immunity in mice against Plasmodium berghei. Ann Trop Med Parasitol. 1985;79:211–213.

Lesage G, Bussey H. Cell wall assembly in Saccharomyces cerevisiae. Microbiol Mol Biol Rev. 2006;70:317-43.

Liang, J. et al: Enhanced clearance of a multiple antibiotic resistant Staphylococcus aureus in rats treated with PGG-glucan is associated with increased leukocyte counts and increased neutrophil oxidative burst activity. Int J Immunopharmacol. 1998;20:595–614.

Li, Ch. et al.: Modulating Toll-like receptor mediated signaling by (1-3)-ß-D-glucan rapidly induces cardioprotection. Cardiovasc. Res., 61:538-547, 2004

Li J. et al: Effects of beta-glucan extracted from Saccharomyces cerevisiae-on humoral and cellular immunity in weaned piglets. Arch Anim Nutr 2005, 59, 303-312.

Liu J, Gunn L, Hansen R, Yan J.: Combined yeast-derived beta-glucan with anti-tumor monoclonal antibody for cancer immunotherapy. Exp Mol Pathol 2009; 86 (3): 208–214

Mai, T.T.T., et al.: Iron absorption in rats increased by yeast glucan. Biosci. Biotechnol. Biochem., 66: 1744-1747, 2002

Malaczewska, J.: Effect of Biolex β-HP on selected parameters of specific and non-specific humoral and cellular immunity in rats. Bull Vet Inst Pulawy 54, 75-80, 2010

[21] Mashiba H, Matsunaga K. In vitro activation of human adherent cells by a glucan, Schizophyllan. Jpn J Exp Med 1983; 53 (4): 195–198

[22] Matsumoto Y, Yamada M, Amagai T. Yeast glucan of Pneumocystis carinii cyst wall: an excellent target for chemotherapy. J Protozool 1991; 38 (6): 6S–7S

Matsuoka H. et al.: Lentinan potentiates immunity and prolongs the survival time of some patients. Anticancer Res. 1997 Jul-Aug;17(4A):2751-5.

McFarlin, B.K et al.: Baker's yeast Beta-Glucan supplementation increases salivary IgA and decreases cold/flu symptomatic days after intense exercise. J Diet Suppl. 2013 Sep;10(3):171-83. doi: 10.3109/19390211.2013.820248. Epub 2013 Aug 9.

McFarlin, B.K. et al.: Oral Supplementation with Baker's Yeast Beta-Glucan Is Associated with Altered Monocytes, T Cells and Cytokines following a Bout of Strenuous Exercise. Front Physiol. 2017 Oct 20;8:786. doi: 10.3389/fphys.2017.00786. eCollection 2017.

Miraglia Del Giudice, M. et al.: Resveratrol plus carboxymethyl-β-glucan reduces nasal symptoms in children with pollen-induced allergic rhinitis. Curr Med Res Opin. 2014 Oct;30(10):1931-5. doi: 10.1185/03007995.2014.938731. Epub 2014 Jul 7.

Modak, S. et al.: Rituximab therapy of lymphomas is enhanced by orally administered (1-3),(1-4)-D-ß-Glucans. Leukemia Res., 29: 679-683, 2005

Mohagheghpour, N. et al.: Glucans as immunological adjuvans. In: Immunobiology of Proteins and Peptides VIII, Eds. Attasi, M.A., Bixler, G.S., Plenum Press, New York, pp. 13-22, 1995

Müller, J.: Pathogene und apathogene Hefen im Intestinaltrakt. In: Ottenjann, R.,

Müller, J., Seifert, J. (Hrsg.): Ökosystem Darm Band II, 189 – 192, Springer-Verlag, Berlin, 1990

Müller, J., Remus, N., Harms, K.H.: Mykoserologische Untersuchungen zur Saccharomyces-boulardii-Therapie bei pädiatrischen Mukoviszidosepatienten. In:

Caspary, W.F., Kist, M., Zeitz, M., (Hrsg.): Ökosystem Darm Band VI, 187 – 193,

Springer-Verlag, Berlin, 1994

Murphy, E.A. et al.: Oat ß-glucans effects on neutrophil respiratory burst activity following exercise. Medicine Sci, Sports Exercise, 39: 639-644, 2007

Murphy, E.A. et al.: Benefit of oat beta-glucan on respiratory infection following exercise stress. Am. J. Physiol. Regul. Integr. Comp. Physiol., 294: R1593-R1599, 2008

Nicoletti A. et al.: Preliminary evaluation of immunoadjuvant activity of an orally administered glucan extracted from Candida albicans. Arzneimittelforschung. 1992 Oct;42(10):1246-50.

Nosalova, V. et al. Effects of Pleuran (ß-glucan isolated from Pleurotus ostreatus) on experimental colitis in rats. Physiol. Res., 50:575-581, 2001)

Novak M, Vetvicka V. Glukans as biological response modifiers. Endocr Metab Immune Disord Drug Targets. 2009;9:67-75.

Oliveira, R.J. et al.: Protective effect of beta-glucan extracted from Saccharomyces cerevisiae, against DNA damage and cytotoxicity in wild-type (k1) and repair-deficient (xrs5) CHO cells. Toxicol In Vitro. 2007 Feb;21(1):41-52. Epub 2006 Aug 25.

Ooi, V.E. et Liu, F.: Immunomodulation and anti-cancer activity of polysaccharide-protein complexes. Curr Med Chem. 2000 Jul;7(7):715-29.

Patchen, M.L. et al: Glucan: mechanisms involved in its "radioprotective" effect. J Leukoc Biol. 1987 Aug;42(2):95-105.

Pereda Gonzales, P. Estudio a doble ciego de la efectividad de Sanuzella ZYM sobre la capacidad fisica en el hombre. Valladolid; 1999

Petravic-Tominac, V. et al: Biological Effects of Yeast β-Glucans. Agriculturae Conspectus Scientificus, Vol. 75 (2010) No. 4 (149-158)

Pillai, R. et al.: Anti-wrinkle therapy: significant new findings in the non-invasive cosmetic treatment of skin wrinkles with beta-glucan. IFSCC Magazine, 8:1-6, 2005

Pillemer L, Ecker EE. Anticomplementary factor in fresh yeast. J Biol Chem. 1941;137:139–142.

Portera, C.A. et al.: Effect of macrophage stimulation on collagen biosynthesis in the healing wound. Am Surg. 1997 Feb;63(2):125-31.

Preus, H.R. et al.: A randomized, single-blind, parallel-group clinical study to evaluate the effect of soluble beta-1,3/1,6-glucan on experimental gingivitis in man. J Clin Periodontol. 2008 Mar;35(3):236-41. doi: 10.1111/j.1600-051X.2007.01183.x.

Qi, C. et al.: Differential pathways regulating innate and adaptive antitumor immune responses by particulate and soluble yeast-derived β-glucans. Blood. 2011 Jun 23;117(25):6825-36. doi: 10.1182/blood-2011-02-339812. Epub 2011 Apr 29.

Ramberg JE, Nelson ED, Sinnott RA.. Immunomodulatory dietary polysaccharides: a systematic review of the literature. Nutr J. 2010 Nov 18;9:54.

Rasmussen, T.L. et Seljelid, R.: Dynamics of blood compontents and peritoneal fluid during treatment of murine E. coli sepsis with β-1,3-D-polyglucose derivates. I. Cells. Scand J Immunol. 1991;31:321–331.

Reis e Sousa C. et al.: Phagocytosis of antigens by Langerhans cells in vitro. J Exp Med. 1993 Aug 1;178(2):509-19.

Reyna-Villasmil, N. et al: Oat-derived ß-glucan significantly improves HDLC and diminished LDLC and non-HDL cholesterol in overweight individuals with mild hypercholesterolemia. Am. J. Therapeut., 14: 203-212, 2007

Richter, J. et al.: β-glucan affects mucosal immunity in children with chronic respiratory problems under physical stress: clinical trials. Ann Transl Med. 2015 Mar;3(4):52. doi: 10.3978/j.issn.2305-5839.2015.03.20.

Ross, G.D. et Vetvicka, V.: CR3 (CD11b/CD18): A phagocyte and NK cell membrane receptor with multiple ligand specifities and functions. Clin. Exp. Immunol., 92: 181-184, 1993

Samuelsen, A.B. et al: Effects of orally administered yeast-derived beta-glucans: A review. Online: DOI: 10.1002/mnfr.201300338. Molecular Nutrition & Food Research, Volume 58, Issue 1, pages 183–193, January 2014

Sener, G. et al: Protective effect of ß-glucan against oxidative organ injury in a rat model of sepsis. Int. Immunopharmacol., 5: 1387-1396, 2005

Siwicki A.K. et al.: The effect of beta-1,3/1,6-glucan in diets on the effectiveness of anti-Yersinia ruckeri vaccine – an experimental study in rainbow trout (Oncorhynchus mykiss). Pol J Food Nutr Sci 2004, 54, 59-61.

Sonck E, Stuyven E, Goddeeris B, Cox E. The effect of beta-glucans on porcine leukocytes. Vet Immunol Immunopathol 2010; 135 (3–4): 199–207

Stashenko, P. et al.: Reduction of infection-stimulated periapical bone resorption by the biological response modifier PGG glucan. J. Dental Res., 74:323-330, 1995

Suzuki, I. et al.: Inhibition of experimental pulmonary metastasis of Lewis lung carcinoma by orally administered beta-glucan in mice. Chem Pharm Bull (Tokyo). 1991 Jun;39(6):1606-8.

Yoon, T.J. et al.: The effects of β-glucans on cancer metastasis. Anticancer Agents Med Chem. 2013 Jun;13(5):699-708.

Talbott, S.M. et al.: β-Glucan supplementation, allergy symptoms, and quality of life in self-described ragweed allergy sufferers. Food Sci Nutr. 2013

Jan;1(1):90-101. doi: 10.1002/fsn3.11. Epub 2014 Jan 8.

Takeshita, K. et al.: [Diversity of complement activation by lentinan, an antitumor polysaccharide, in gastric cancer patients]. [Article in Japanese] Nihon Geka Gakkai Zasshi. 1991 Jan;92(1):5-11.

Tari, K. et al.: [Effect of lentinan for advanced prostate carcinoma]. [Article in Japanese] Hinyokika Kiyo. 1994 Feb;40(2):119-23.

Teas, J.: The dietary intake of Laminaria, a brown seaweed, and breast cancer prevention. Nutr Cancer. 1983;4(3):217-22.

Torello, C.O. et al.: β-1,3-glucan given orally modulates immunomyelopoietic activity and enhances the resistance of tumor-bearing mice. In: Clinical and Experimental Pharmacology and Physiology © 2011 Blackwell Publishing Asia Pty Ltd.

Tsikitis, V.L. et al.: Beta-glucan affects leukocyte navigation in a complex chemotactic gradient. Surgery. 2004 Aug;136(2):384-9.

Tsukada, C. et al.: Immunopotentiation of intraepithelial lymphocytes in the intestine by oral administrations of beta-glucan. Cell Immunol. 2003

Jan;221(1):1-5.

Tsukagoshi, S. et al: Krestin (PSK). Cancer Treat Rev. 1984 Jun;11(2):131-55.

Turnbull, J.L. et al.: The polysaccharide, PGG-glucan, enhances human myelopoiesis by direct action independent o fand additive to early-acting cytokines. Acta Haematol., 103: 66-71, 1999

Verlhac, V. et al.: Immunomodulation by dietary vitamin C and glucan in rainbow trout (Oncorhynchus mykiss) Fish Shellfish Immunol. 1998;8:409–424.

Vetvicka V. et al.: Pilot study: orally administered yeast β1,3-glucan prophylactically protects against anthrax infection and cancer in mice. J Am Nutraceut Assoc. 2002;5:1–6.

Vetvicka, V. et Sima, P.: ß-Glucan in invertebrates. Invertebrate Survival J., 1:60-65, 2004

Vetvicka, V. et al.: Targeting of NK cells to mammary carcinoma via naturaly occuring tumor cell-bond iC3b and ß-glucan-primied CR3 (CD11b/CD18). J. Immunol, 159: 599-605, 1997

Vetvicka, V.: Beta-Glucan: Nature's Secret. Louisville 2009

Vetvicka V. Glukan-immunostimulant, adjuvant, potential drug. World J Clin Oncol. 2011;2:115-9.

Vetvicka, V. u. Vetvickova, J.: An evaluation oft he immunological activities of commercially available ß1,3-glucans. J. American Nutr. Assoc, 10: 25-31, 2007

Vetvicka, V. u. Vetvickova, J.: Physiologoical effects of different types of ß-glucan. Biomed. Pap. Med. Fac. Univ. Palacky, 151: 225-231. 2007b

Vetvicka, V. u. Vetvickova, J.: Combination of Glucan, Resveratrol and Vitamin C Demonstrates Strong Anti-tumor Potential. Anticancer Res. 2012 Jan;32(1):81-7.

Vetvicka, V. et al.: Placebo-driven clinical trials of yeast-derived β-(1-3) glucan in children with chronic respiratory problems. Ann Transl Med. 2013 Oct;1(3):26. doi: 10.3978/j.issn.2305-5839.2013.07.01.

Volman, J.J: Dietary modulation of immune function by beta-glucans. Dissertation, 2003

Volman, J.J. et al.: Dietary modulation of immune function by beta-glucans. Physiol Behav. 2008 May 23;94(2):276-84. doi: 10.1016/j.physbeh.2007.11.045. Epub 2007 Dec 4.

Volman, J.J. et al.: Comparison of fungal and yeast beta-glucan. Physiology & Behavior, 94(2): 276-84 (2008)

Wasser, S.P. et Weis, A.L.: Therapeutic effects of substances occurring in higher Basidiomycetes mushrooms: a modern perspective. Crit Rev Immunol. 1999;19(1):65-96.

White, T.R. et al.: The effect of lentinan on the resistance of mice to Mesocestoides corti. Parasitol Res. 1988;74:563–568.

Williams DL. et al.: Effect of glucan on neutrophil dynamics and immune function in Escherichia coli peritonitis. J Surg Res. 1988 Jan;44(1):54-61.

Williams DL. Overview of (1-->3)-beta-D-glukan immunobiology. Mediators Inflamm. 1997;6:247-50.

Williams, D.L. et al: Immunization against Trypanosoma cruzi: adjuvant effect of glucan. Int J Immunopharmacol. 1989;11:403–410

Willment JA, Marshall AS, Reid DM, Williams DL, Wong SY, Gordon S, Brown GD. The human beta-glukan receptor is widely expressed and functionally equivalent to murine Dectin-1 on primary cells. Eur J Immunol. 2005;35:1539-47.

Wolk, M. et Danon, D.: Promotion of wound healing by yeast glucan evaluated on single animals. Med Biol. 1985;63(2):73-80.

Wójcik, R.: Effect of Biolex Beta-HP on phagocytic activity and oxidative metabolism of peripheral blood granulocytes and monocytes in rats intoxicated by cyclophosphamide. Polish Journal of Veterinary Sciences Vol. 13, No. 1 (2010), 181-188

Wu, YS. Et al: Oral Administration of MBG to Modulate Immune Responses and Suppress OVA-Sensitized Allergy in a Murine Model. Evid Based Complement Alternat Med. 2014;2014:567427. doi: 10.1155/2014/567427. Epub 2014 Mar 5.

Würsch, P.; Pi-Sunyer, F.X.: The Role of Viscous Soluble Fiber in the Metabolic Control of Diabetes. Diabetes Care, Vol.20/Nr. 11 1997

Yamada, J. et al.: Alleviation of seasonal allergic symptoms with superfine beta-1,3-glucan: a randomized study. J Allergy Clin Immunol. 2007 May;119(5):1119-26. Epub 2007 Mar 26.

Yan, J. et al.: Beta-glucan, a "specific" biologic response modifier that uses antibodies to target tumors for cytotoxic recognition by leukocyte complement receptor type 3 (CD11b/CD18). J Immunol. 1999 Sep 15;163(6):3045-52.

Yan, J. et al.: Yeast whole glucan particle (WGP) beta-glucan in conjunction with antitumour monoclonal antibodies to treat cancer. Expert Opin Biol Ther. 2005 May;5(5):691-702.

Yoon, T.J. et al.: Anti-tumor metastatic activity of beta-glucan purified from mutated Saccharomyces cerevisiae. Int Immunopharmacol. 2008 Jan;8(1):36-42. Epub 2007 Oct 30.

Yoon, T.J. et al.: The effects of β-glucans on cancer metastasis. Anticancer Agents Med Chem. 2013 Jun;13(5):699-708.

Yun, C.H. et al: Immunomodulatory effects of oat beta-glucan administered intragastrically or parenterally on mice infected with Eimeria vermiformis. Microbiol Immunol. 1998;42:457–465.

Zulli, F. et al.: Improving skin function with CM-glucan, a biological response modifier from yeast. Int J Cosmet Sci. 1998 Apr;20(2):79-86. doi: 10.1046/j.1467-2494.1998.171740.x.

Über den Autor

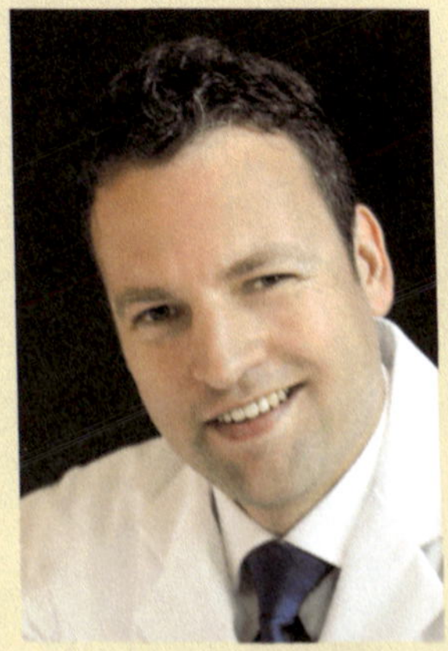

Dr. Mathias Oldhaver

Der Mikronährstoffexperte Dr. Mathias Oldhaver studierte ‚Clinical Nutrition' an der renommierten ‚International Academy of Nutrition' (Australien). Heute ist er als Heilpraktiker und Medizinjournalist tätig. Er ist Gründer und Vorsitzender der Gesellschaft für Ethnoeubiotik e.V., einer Organisation zum Schutz exotischer Heilpflanzen (www.ethnoeubiotik.de), und Mitglied der Arbeitsgemeinschaft Ethnomedizin (AgE) e.V. Als Autor zahlreicher Fachartikel und Bücher sowie durch TV-Auftritte hat er sich bei einem gesundheitsorientierten Publikum bekannt gemacht. Zu seinen Schwerpunkten gehören die orthomolekulare Medizin, die Pflanzenheilkunde und die mikrobiologische Therapie.

Haftungsausschluss

Die in diesem Buch dargestellten Erkenntnisse und Studien wurden sorgfältig recherchiert und vom Autor nach bestem Wissen und Gewissen wiedergegeben. Dennoch kann keine Garantie übernommen werden. Eine Haftung des Autors oder des Verlages für Schäden, die sich durch Anwendung der im Buch enthaltenen Empfehlungen ergeben, ist ausgeschlossen. Alle Informationen ersetzen in keinem Fall ärztlichen Rat und ärztliche Hilfe. Bei erkennbaren Krankheiten ist in jedem Fall ein Arzt aufzusuchen.

Impressum

Dr. Mathias Oldhaver

Immunwunder Beta-Glucan

Der effektive natürliche Immunmodulator

Infektionsschutz – Krebsabwehr – Hautheilung

ISBN: 978-3-944592-13-8

Wiesbaden 2019

Bibliographische Information der Deutschen Nationalbibliothek. Die Deutsche Nationalbibliothek verzeichnet diese Publikation in der Deutschen Nationalbibliographie; detaillierte bibliographische Daten sind im Internet über http://dnb.d-nb.de abrufbar.

Facebook: www.facebook.com/eubiotikaverlag

Youtube: www.yotube.com/user.eubiotika

Lektorat: Maja Kunze

Printed in Germany

Bildnachweis Titelseite: Familie: www.shutterstock.com - Lucky Business; Bierhefetabletten verändert: www.fotolia.com - PhotoSG; Viren: www.fotolia.com - Jezper; Himmel Hintergrund: www.fotolia.com - siro46.

Bildnachweise Innenseiten:

[illegible]olia.com - ag visuell - Seite 7; www.fotolia.com - gpointstudio - Seite 10; www.fotolia.com – Juan Gärtner - Seite 13; Leiber GmbH - Seite 15; www. [illegible] - Alexander Raths - Seite 17; www.fotolia.com - alfa27 - Seite 18; www.fotolia.com – Coprid - Seite 20; www.fotolia.com – Barbara Pheby - Seite [illegible]ine - stock.adobe.com - Seite 21; www.fotolia.com - ustas - Seite 27; www.fotolia.com - sakurra - Seite 29; www.fotolia.com - Adiano - Seite [illegible]com - Antonioguillem - Seite 34; www.istockphoto.com - martinedoucet - Seite 35; www.fotolia.com - Patrizia Tilly - Seite 37; www.fotolia. [illegible]eleva - Seite 39; www.fotolia.com - Juan Gärtner - Seite 40; www.fotolia.com - rost9 - Seite 42; www.fotolia.com - Gorodenkoff - Seite 43; [illegible]dor Jackal - Seite 46; www.fotolia.com - Piotr Marcinski - Seite 49; www.fotolia.com - Lobanov Dmitry Photography 2012 © All Rights [illegible]w.fotolia.com - Juan Gärtner - Seite 51; www.fotolia.com - Sven Bähren - Seite 56; www.fotolia.com - Dirima - Seite 58; www.fotolia. [illegible] www.fotolia.com - Dan Race - Seite 62; www.fotolia.com - Racle Fotodesign - Seite 65; https://pixabay.com/de/hafer-hell-gras- [illegible]marionberaudias - Seite 69; www.wolz.de - Seite 71; www.fotolia.com - DoraZett - Seite 72; www.istockphoto.com - Georgijevic [illegible]e 78; www.fotolia.com - ExQuisine - Seite 80; Wolfgang Herzig - Seite 11, 25, 30.

Weitere Bücher aus dem Eubiotika Verlag

Erhältlich im Buchhandel oder unter www.eubiotika-verlag.de

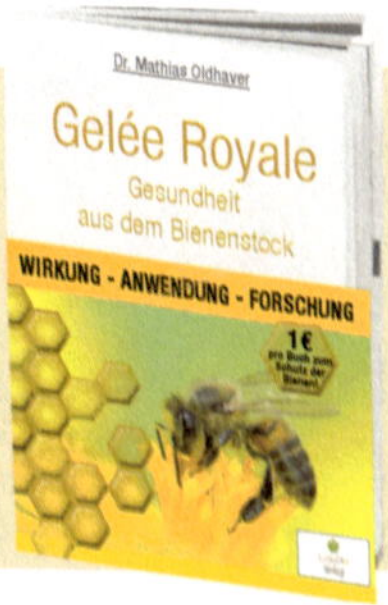

Dr. Mathias Oldhaver

Gelée Royale

Gesundheit aus dem Bienenstock

ISBN: 978-3-944592-06-0

€ 12,80

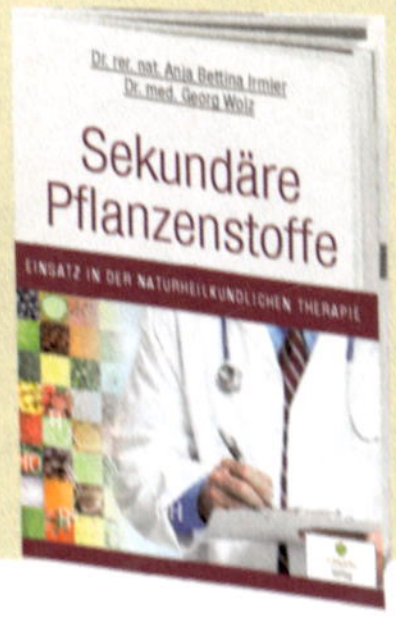

Dr. rer. nat. Anja Bettina Irmler

Dr. med. Georg Wolz

Sekundäre Pflanzenstoffe

Einsatz in der naturheilkundlichen Therapie

ISBN: 978-3-944592-10-7

€ 9,80

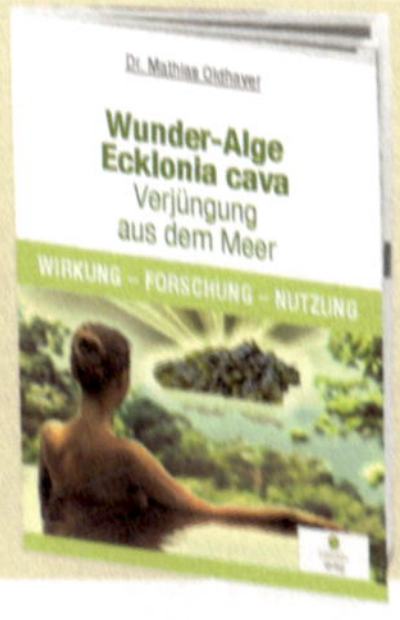

Dr. Mathias Oldhaver

Wunder-Alge Ecklonia cava

Verjüngung aus dem Meer

ISBN: 978-3-944592-17-6

€ 12,80

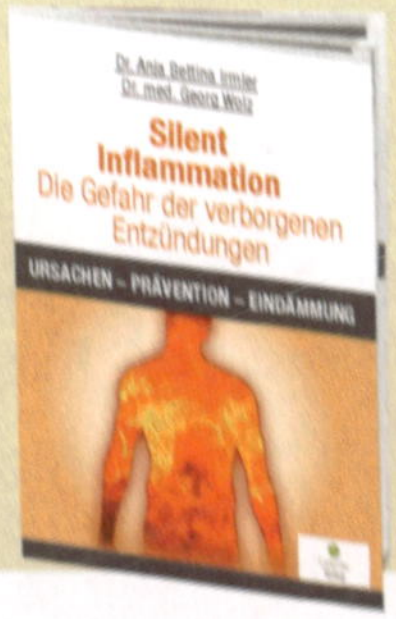

Dr. Anja Bettina Irmler

Dr. Georg Wolz

Silent Inflammation

Die Gefahr der verborgenen Entzündungen

Ursachen – Prävention – Eindämmung

ISBN: 978-3-944592-15-2

€ 9,80

Dr. Rober A. Buist

Sauerstoffmangelsyndrom

Eine Aufgabe für Enzym-Hefezellen

ISBN: 978-3-944-59201-5

€ 5,50

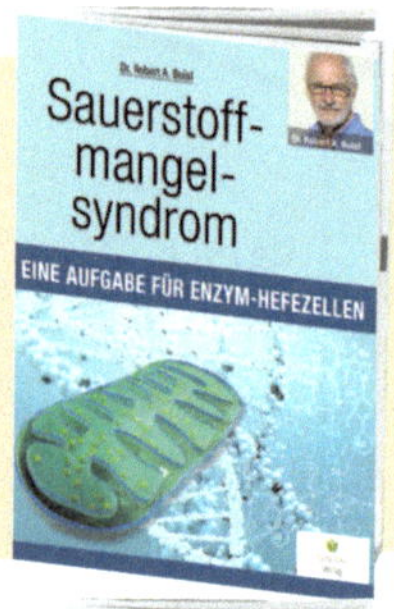

Dr. Mathias Oldhaver

Wolfgang Spiller

Probiotika in der naturheilkundlichen Therapie

Einsatzbereiche – Diagnosen – Therapien

ISBN: 978-3-944592-07-7

€ 12,80

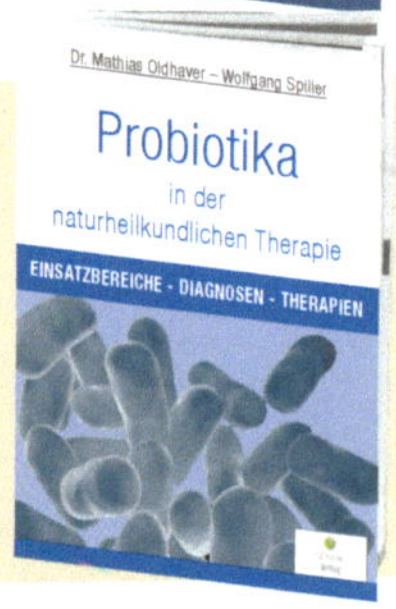

Dr. Mathias Oldhaver

Wolfgang Spiller

Leaky Gut – Der durchlässige Darm

Ursachen, Diagnose und naturheilkundliche Behandlung

ISBN: 978-3-944592-11-4

€ 7,80

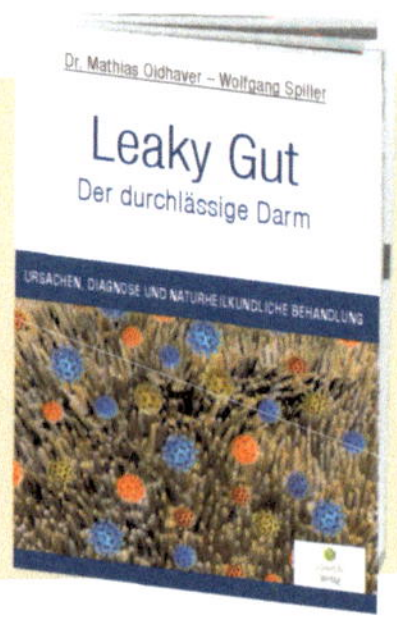

Paul Gerhardt Seeger

Siegfried Wolz

Biologische Krebsabwehr

Aufsatzsammlung

ISBN: 978-3-944-59205-3

€ 12,80

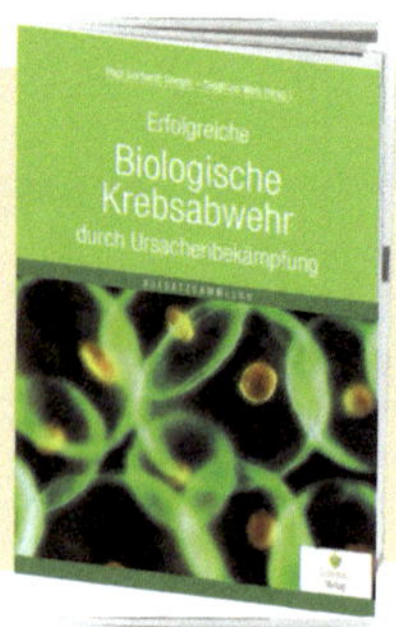

Wolfgang Spiller

Neurodermitis: Erscheinungsfrei in drei Schritten!

Ernährungsumstellung – Darmsanierung – Immunmodulation

ISBN: 978-3-944-59218-3

€ 9,80

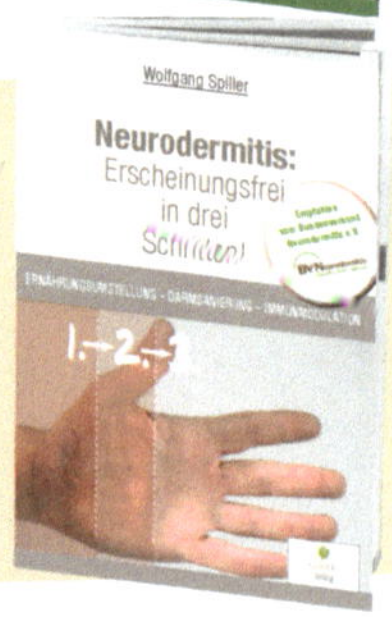